솔코치의
틈새 트레이닝 21

2주면 라인이 생기고 4주면 근육이 자리 잡는

솔코치의 틈새 트레이닝 21

초판 1쇄 인쇄 2023년 1월 11일
초판 1쇄 발행 2023년 1월 18일

지은이 장한솔

발행인 백유미 조영석
발행처 (주)라온아시아
주소 서울특별시 서초구 효령로34길 4, 프린스효령빌딩 5F

등록 2016년 7월 5일 제 2016-000141호
전화 070-7600-8230   **팩스** 070-4754-2473

값 16,000원
ISBN 979-11-6958-022-9 (13510)

라온북은 독자 여러분의 소중한 원고를 기다리고 있습니다. (raonbook@raonasia.co.kr)

2주면 라인이 생기고 4주면 근육이 자리 잡는

솔코치의
틈새 트레이닝 21

장한솔 지음

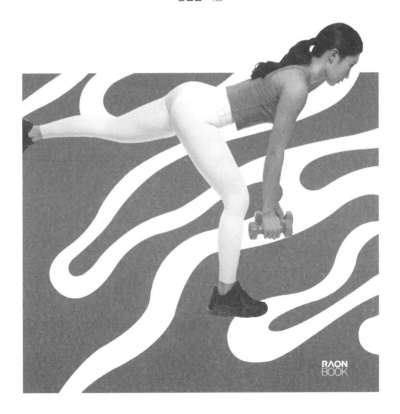

RAON
BOOK

운동의 다양성은 점차 늘어나고 있다. 그럴수록 더욱더 나를 알아야 한다. 어떤 목적을 가지고 운동하느냐에 따라 내 몸에 맞는 운동 방법이 달라지기 때문이다. 현재 자신에게 필요한 움직임을 올바르게 이해하고, 습관화시키는 데 꾸준히 노력해야 한다.

운동하기 위해 헬스장에 찾아오는 고객들의 목적은 다 다르지만, 과거보다 개선이 되고자 하는 의지는 모두가 한마음이다. 나는 그런 고객들에게 보다 솔직하고, 정직하게 효과적인 운동을 지도하고 있다. 유튜브, 인스타그램, 블로그에서 '솔코치'로 활동하고 있다.

나는 운동하는 과정에서 얻게된 지속 가능한 피트니스 운동 솔루션을 독자들에게 공유하고자 한다. 내 책을 읽은 사람들이 운동을 특정 이유로 강박에 의해 하는 것이 아닌, 자신의 페이스에 알맞은 속도로 남들을 의식하지 않고, 지속적인 피트니스 운동을 이어나가길 바란다.

　물론 외적인 모습을 가꾸기 위한 목적에 기준을 두고 하는 것도 좋지만, 피트니스 운동은 멘탈 헬스(Mental Health), 즉 멘탈 관리에도 상당히 도움이 된다는 것을 깨닫게 되길 바란다. 지금 당장 큰 변화는 없겠지만, 조급해 하지 않고 기본적이고 아주 작은 것부터 점진적으로 하는 것이 중요하다. 그러다 보면 이 작은 노력들과 시도들이 마일리지처럼 누적되어 무엇과도 맞바꿀 수 없는 오로지 나를 위한 건강한 인생 '습관'이 자리 잡힐 것이다. 이 책을 다 읽고 나면 꾸준함은 정말 놀라운 기적이라는 간접적으로 느끼게 될 것이다.

　앞으로도 다양한 콘텐츠를 통해 '토끼처럼 빠르게 하는 것보다는 거북이처럼 천천히 가야 한다'라는 것을 피부에 와닿을 수 있도록 긍정적인 영향력을 전달하고자 한다. 이 책을 읽는 당신도 '최선을 다해 최고가 되자'라는 마인드를 가지고, 단 한 번뿐인 인생을 살아가면서 과거보다는 현재를 기억하며, 앞을 보고 달려나가길 바란다. 그 길에는 운동이 부스터 역할을 든든하게 해줄 것이다. 2023년 새해 '꾸준한 습관'을 통해 인생의 터닝포인트를 만들어가길 바란다.

이 책을 집필하는 과정에서 아직은 많이 부족한 내 모습을 보게됐다. 그 기간과 시간들을 보다 값지게 만들어주신 라온북 조영석 소장님과 출판부 팀원들에게 감사의 인사를 전한다. 또한 독자들이 보다 잘 이해할 수 있도록 운동 동작 촬영을 한 컷 한 컷 도와주신 헬로핏 스튜디오에도 감사드린다.

결코 혼자서는 절대 해낼 수 없었고, 그 무엇보다 옆에서 가장 강력히 지지해 주신 부모님을 생각하며 온 마음 다해 책을 썼다. 이 마음이라면 누군가의 마음을 움직일 수 있을 거라는 생각이 든다. 많은 사람의 변화보다 소수일지라도 확실한 변화를 기대한다.

장한솔

차 례

프롤로그   • 4

1장

나를 위한 PT:
운동에 대한 관점을 바꿔라

운동, 더도 말고 덜도 말고 딱 '운동'   • 15
어떻게 운동할까   • 22
누구나 비포는 있다, 최고의 애프터를 만들자   • 29
스마트폰 말고 스마트한 운동, 똑똑하게 운동하라   • 37

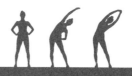

2장

2주면 라인이 생기고 4주면 근육이 자리 잡는 나를 위한 체형별 홈트

15분 호흡과 스트레칭으로 시작하자 • 47

효과적인 운동을 위한 심폐 기능 테스트하기 • 74

홈트, 이렇게 보고 이렇게 따라 하자 • 82

운동 출발: 체형 교정도 되어야 제대로 된 운동이다 • 89

마른 체형: 외배엽형을 위한 운동 루틴 • 92

골격은 크고 지방만 많은 체형: 내배엽형을 위한 운동 루틴 • 99

타고난 근육질로 체형 딜레마: 중배엽형을 위한 운동 루틴 • 108

상체 비만 탈출을 위한 운동 루틴 • 125

하체 비만 탈출을 위한 운동 루틴 • 131

처진 가슴과 굽은 등을 위한 운동 루틴 • 137

3장

틈새 PT:
운동에도 틈새시장이 있다

하루 8시간 앉아 있는 당신, 이것만은 반드시   • 147

운동할 시간이 없다면, 실외에서 이렇게만 따라하자   • 157

한 달에 체중 1kg 감량, 7500kcal 태우기!   • 163

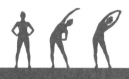

4장

내가 먹는 것이 곧 나다:
건강하게 먹고 날씬해지는 법

나는 소비 습관인가, 흡수 습관인가   • 169

"식욕, 어떻게 참아요?"   • 171

하루 종일 단백질 섭취는 얼마가 좋은가   • 174

기초대사량이 아닌 활동대사량을 늘려야 한다   • 177

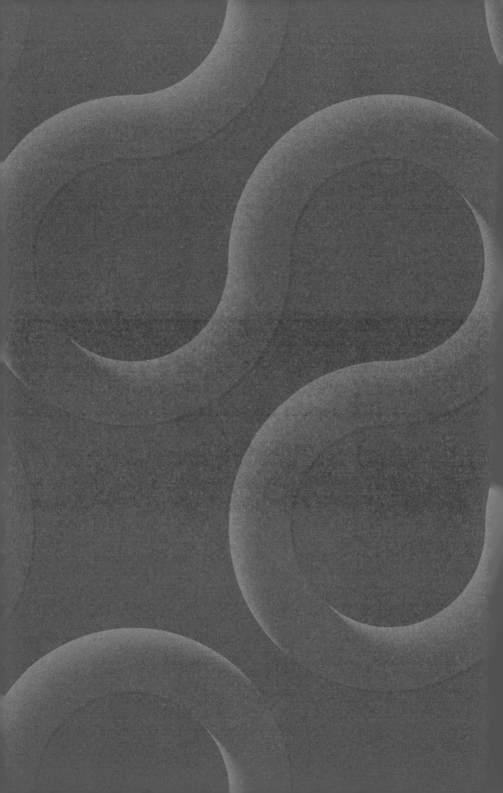

1장

나를 위한 PT:

운동에 대한
관점을 바꿔라

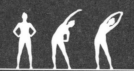

운동, 더도 말고
덜도 말고 딱 '운동'

고정관념만 버린다면
몸은 배신하지 않는다

대부분의 사람들은 운동에 대한 고정관념이 있다. 그래서 운동을 시작하기도 전에 이 고정관념이 운동의 시작을 가로막곤 한다. 이런 고정관념은 대개 자신의 체질이나 유전에 관한 것이 많다. 이를테면 "나는 원래 통통한 체질이야. 유전적으로 살찌는 유전자라 노력해도 잘 안돼" 또는 "나는 원래 마른 체질이야. 애초에 근육이 잘 안 붙어서 운동해도 재미가 없어"라고 하는 것이 단적인 예다.

이 같은 부정적인 말들은 시작 전부터 운동에 대한 의욕을 잃게 한다. 그리고 이러한 단정적인 말이 오히려 내 몸을 망가뜨리는 지름길이 된다. 이런 고정관념을 버리지 못하고 운동을 시작하게 된다면, 포기를 배우게 된다. 나는 이런 체질에 대한 '답정너' 같은 답변을 하는 회원들에게 이렇게 말한다.

"회원님, 타고남으로 결과를 단정 지었다면, 18년 넘게 체중 43kg를 넘어선 적도 없고, 근육량 15kg로 살아온 사람이 5년 동안 근육량 9kg를 증가시킬 수 있을까요? 평생 마르고 약한 몸으로 살아가야 하는 거 아닐까요? 결과가 보이기 전에 포기부터 하지 마세요. 꾸준함의 놀라운 기적, 우리도 만들 수 있어요."

고정관념의 또 다른 형태는 집착으로 나타난다. 이를테면 매일 공복에 체중을 재고, 잠들기 전에 체중을 재는 등 한시도 체중계를 떠나지 않는 것이다. 한마디로 체중계라는 고정관념에 사로잡히는 경우다.

이런 경우는 체중계의 숫자에 따라 기쁘고 슬퍼하는 등 자신의 기분을 온통 체중계에 의지하고 결과에만 치중해, 체중이 많이 나가면 끼니를 굶거나 극단적으로 먹는 양을 줄인다. 숫자가 전부인 것처럼 체중에 집착한다. 이때도 빠른 변화가 일어나지 않으면 쉽사리 포기하고 만다. 포기를 먼저 배우는 것이다.

체중은 숫자에 불과하다. 균형 잡힌 식사와 규칙적인 운동을 통해 근육으로 탄탄하게 만들어진 체중과 살만 뺀 체중은, 비록 체중계의 숫자는 같을지라도 라인과 탄력 면에서 확연히 다르다. 따라서 운동할 때 가지는 고정관념은 버리면 버릴수록 좋다. 고정관념 대신, 포기와 체념 대신 목표치를 향한 올바른 방법을 선택해서 꾸준하게 노력한다면 몸은 배신하지 않는다.

강박적 운동 말고, 폭식 말고
나를 위한 운동을 하자

고정관념의 또 다른 형태인 집착은 강박적인 운동을 불러오기도 한다. 이런 집착에는 무조건 운동 시간을 1시간은 채워야 한다는 집착이나 땀을 얼마만큼 흘려야 한다는 집착, 근육통이 어느 정도 와야 한다는 강도의 집착 등이 다 포함된다. 심지어 몸 상태가 안 좋은 날에도 억지로 하려고 한다. 그래야 몸이 좋아진다고 생각하기 때문이다.

이런 강박적 운동이 안 좋은 점은 스스로 이렇게 열심히 참고 노력한 만큼 변화가 빨리 나타나길 원한다는 데 있다. 이럴 때 몸의 변화가 빨리 일어나지 않는다면, 스트레스는 늘어나고 자기 자신에게 실망하게 된다. 이는 포기와 함께 폭식을 불러온다.

내가 트레이너로 일하기 시작한 지 2년 정도 됐을 때 만나게 된 A 회원이 그런 경우였다. 그는 보디 프로필을 목표로 3~6개월의 기간을 두고 다이어트와 운동을 병행했다. 평소에 하지 않던 운동을 매일 1시간씩, 근력운동과 유산소운동을 병행했다.

A 회원은 당시 회사에 다녔는데, 어쩌다가 업무 때문에 운동을 하지 못했을 때는 심한 죄책감에 시달렸다. 내가 그럴 필요 없다고 계속해서 말해도, 그는 스스로 정한 운동 시간을 채워야 한다는 강박을 느꼈다. 그러다 2개월쯤 접어들었을 때, A 회원에게 운동 정체기가 왔다. 계속되는 식단 조절과 힘든 운동에 지쳐 있을 때 정

체기까지 오자 참아왔던 둑이 무너져버렸다. 맛있는 음식 사진 또는 영상을 보면 유혹에 빠져 갈등을 하는 것도 잠시, 지금까지 참아왔던 스트레스를 음식으로 풀기 시작했다. '오늘 하루만'이라는 핑계로 치팅 데이를 마음껏 실천한 것이다.

치팅 데이가 하루 정도에서 끝나면 아무런 상관이 없다. 그러나 A 회원은 정체기를 기준으로 폭식증으로 이어져 운동도, 다이어트도 흐지부지되고 말았다. 강박적이고 극단적인 식단 조절과 운동은 지속 가능하지 않다. 보디 프로필 사진을 찍은 이후에 몸이 보름 만에 이전으로 돌아왔다고 속상해하는 사람들이 많다. 이들의 경우, 극한의 다이어트와 운동이 오히려 건강을 망친 경우라 볼수 있다. 각자 몸 상태에 맞는 시간과 강도를 설정해서 건강한 운동을 선택해야 하는 이유가 여기에 있다.

생활 속 운동,
어떻게 하면 될까

세상은 점점 더 편리해지고 있다. 이는 다시 말해, 움직일 일이 점점 적어진다는 의미이기도 하다. 일부러 헬스장을 찾지 않는 한, 우리가 움직일 일은 줄어드는 게 사실이다. 그러나 매일, 적어도 15분이라도 꾸준히 움직인다면 체력적인 효과가 즉시 보인다.

우리 몸은 평소 잘 사용하는 근육과 사용하지 않는 근육으로 나

누어진다. 예를 들어 앉았다 일어설 때 필요한 근육이나 핸드폰을 볼 때 사용하는 목 근육은 대표적으로 자주 사용하는 근육이다. 또한 사람들 대부분이 앞쪽 근육을 많이 쓴다.

반면 뒤쪽 근육은 잘 사용하지 않는 근육에 속한다. 등 뒤로 손을 뻗거나 어깨를 뒤로 돌리는 자세, 목을 뒤로 젖히는 자세 등은 생활에서 굳이 쓰지 않는 근육에 해당하기 때문이다. 이처럼 자주 쓰지 않는 근육도 평소에 적절하게 사용해 준다면 내 몸이 중립 자세를 유지하는 데 도움을 받을 수 있다.

매일 똑같은 밥을 먹으면 질리듯, 매일 똑같은 근육을 사용하면 질린다. 쓰지 않던 근육을 사용하면 신체는 이전보다 더 깨어 있게 된다. 신체가 깨어 있으면 몸이 활력을 찾고, 그 활력은 삶의 활력으로 돌아온다.

규칙적이고 지속적인
운동의 효과

올바른 자세가 삶의 활력을 가져오듯이 규칙적이고 지속적인 운동은 내 삶을 기쁘고 활력 있게 만들어준다. 운동 하나가 내 삶에 부스터가 되어주는 것이다. 체력적 효과뿐만이 아니다. 부정적인 생각을 긍정적으로 변화시켜주는 심리적인 안정도 가져와 결국 면역체계에 긍정적인 영향을 끼친다.

운동을 하면 무기력해 있던 내 몸이 능동적으로 변하고, 이에 따라 자신감도 동반 상승하는 경험을 할 수 있다. 또한 직장이나 사람들 간에 관계 속에서 받은 스트레스를 해소시키는 데에도 많은 효과가 있다.

적당한 운동은 면역과 관련된 세포 수를 증가시켜 병을 예방할 뿐 아니라 심장질환을 개선할 수 있는 간단하고 쉬운 방법이기도 하다. 처음에는 하루 15분으로 시작하자. 그러다 차차 30분, 1시간으로 시간을 늘려가도 좋다. 기본에 충실하게 꾸준히 한다면 효과는 자연스럽게 따라온다. 새로운 변화는 인생을 새로운 곳으로 가져다 놓는다. 운동이 내 인생의 터닝 포인트가 되는 순간, 새로운 삶을 누리게 될 것이다.

토끼처럼 말고
거북이처럼 운동하자

흔히 하는 근력운동과 유산소운동은 다른 취미와 다르게 진입 장벽이 없는 쉬운 운동이다. 하지만 운동 방법을 제대로 알지 못하고 할 경우에는 부상을 입기 쉽다. 요즘 흔히 나타나는 사례는 유튜브를 보고 따라 하다가 부상을 입는 경우다. 코로나19로 집콕 생활을 하면서 유튜브 '홈트'를 따라 하다가 제대로 자세를 잡지 않아 허리를 다친다든지 무릎 통증을 호소하는 사례가 느는 것이다.

운동을 시작할 때 가장 중요한 것은 내 몸 상태를 제대로 알고 시작하는 것이다. 처음부터 무리해서 운동을 한다면 관절에 무리를 줄 것이고 근육과 휴식을 제대로 못 쓴다면 근육통에 시달리게 될 것이다. 이러한 사례를 막기 위해서는 무조건 따라 하기를 자제하고 아주 기본적인 자세부터 시작한다는 원칙을 지켜야 한다. 자기 몸에 맞는 적정선은 어디인지, 자기 몸 상태는 어떤지를 체크한 뒤에 시작해야 한다.

　　운동 강도 또한 개인에 따라 다르게 설정될 수 있다. 내 몸의 약한 관절 상태, 약화된 근육, 경직된 근육이 어떤지는 전문적이지는 않더라도 일상생활 습관을 통해서도 대강의 가늠은 할 수 있다. 유독 유연성이 약하다든지, 어깨가 평소 많이 아프다든지, 무릎관절이 약하다든지 하는 구체적인 몸 상태를 체크하고 시작할 것을 권한다. 이런 파악이 제대로 이루어진다면, 어떤 운동을 따라 할 때, 조금이라도 무리가 되거나 내 몸과 맞지 않는 움직임이라면 스스로 무리하지 않게 제어할 수 있다. 하지만 자기 몸을 모른다면, 건강하고자 하기 위해 하는 운동이 오히려 건강을 망칠 수 있는 독이 된다.

　　나는 평소 회원님들에게 "운동은 토끼처럼 말고 거북이처럼 하셔야 합니다"라고 강조한다. 급하게 가려 하지 말고 천천히, 내 몸 상태에 대해 파악한 이후 운동을 조절한다면, 운동은 당신에게 독이 아닌 약이 되어줄 것이다.

어떻게
운동할까

운동,
왜 나만 못할까

하루 24시간은 누구에게나 동일하게 주어진다. 그러나 그 시간을 사용하는 것은 모두가 다르다. 여기 A와 B가 있다. A는 자투리 시간을 내서라도 15분, 30분씩 운동에 투자한다. 그러나 B는 단 5분조차도 투자하지 않는다. 이 두 사람의 큰 차이점은 무엇일까? 바로 핑계와 게으름이다.

2019년 서울시에서 5,000명을 대상으로 운동하지 않는 이유에 대해 설문조사를 했다. 그 결과 약 47%나 차지한 1위는 '운동할 시간이 충분히 없어서'였다. 많은 사람들이 운동을 삶의 우선순위로 세워야 한다고 생각한다. 그러나 시간이 없기 때문에 나중에 시간

서울시 운동을 하지 않는 이유 통계

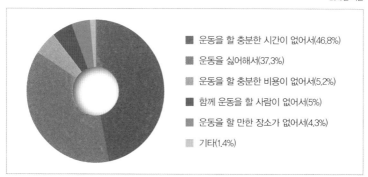

2019년 기준

- 운동을 할 충분한 시간이 없어서(46.8%)
- 운동을 싫어해서(37.3%)
- 운동을 할 충분한 비용이 없어서(5.2%)
- 함께 운동을 할 사람이 없어서(5%)
- 운동을 할 만한 장소가 없어서(4.3%)
- 기타(1.4%)

출처: 서울 열린데이터 광장

이 생기면 꼭 해야겠다며 다짐한다.

그런데 시간이 나면 무엇을 하는가? 평소 관심 있었던 예능 또는 영화를 시청하거나, 배우는 것에 시간을 많이 쏟는다. 그리고 할 게 많아서 운동을 하지 못한다고 핑계를 댄다. 한편으로는 지금 운동하고 있지 않아도 딱히 건강이 나쁘지 않기 때문에, 앞으로도 괜찮을 거라 생각하는 것이다.

일상의 여유로움은 우리가 만드는 것이다. 그러기 때문에 잠시 하던 일을 중단하고 내 건강을 위해 단 15분만 투자해 보자. 그 어느 때보다 내 몸에 집중할 수 있는 시간이다. 매일 내가 아닌 다른 물건, 사람은 소중히 여긴다. 정작 우리 몸은 소중히 여기지 않고 내팽겨친다. 유일하게 나와 대화할 수 있는 게 운동이다. 그러니 이 대화의 문을 두드리기 바란다. 만약 15분도 어렵다면 5분만 투자하면 된다. 그렇게 꾸준히 하다 보면 어느 순간 운동이 나의 습관으로 자리잡히게 된다.

운동이 습관이 되게 하는
실천 방안

습관을 어떻게 계획하고 실천해야 하는지 현실적인 방안이 필요하다. 그 방법은 다음과 같다.

구체적인 목표를 세워라

예를 들면, '하루도 빠지지 않고 운동하기' 또는 '시작하면 적어도 15분은 꼭 운동하기' 등 목표를 세울 때 구체적으로 세우면 된다.

이 목표를 실천하기 위해서 환경을 만든다

지금 각자의 방에 운동을 체크하는 기록표가 있는가? 없으면 지금 당장 옆에 나와 있는 QR코드로 접속해서 파일을 출력해라. 그리고 방문 앞에 크게 붙여라.

잘 실천하는지 체크하고 기록하라

목표를 세우고 환경을 만들었다면 이제는 무조건 실행이다. 처음에는 복잡하게 어디 부분 운동을 했고, 또 어디 할 것이고, 몇 세트 할 것이고 이런 계획만 늘어놓다 보면 절대 실행하지 못한다. 우선 한 2주 동안은 15분 동안만 운동하겠다고 생각하고 타이머를 설정하라. 물론 재미있으면 오버타임으로 운동하면 더 좋다. 옆에 코치가 없다면 도구를 이용해 코치를 만들어라. 그리고 계획표에 스티커를 붙여라. 한 주, 한 달의 계획표를 확인하라. 빈칸들이 꽉 꽉 채워져 목표한 계획들을 잘 실천했는지 말이다.

이렇게 세 가지의 틀을 알고 단순한 방법으로 운동을 접근한다면, 추후에는 운동이 당신의 일상에 일부분으로 크게 자리 잡을 것이다.

어떻게 운동을
할 것인가

계획을 세웠다면, 이제는 운동을 시작할 차례다. 운동 시작하기 전에 체크해야 할 것은 다음과 같다.

내 몸 상태에 맞는 운동량과 강도를 정한다
예를 들어 생리적인 현상 또는 두통으로 인해 컨디션이 떨어진 날에는 다른 날과 같은 강도로 운동을 하는 것이 아닌 강도를 한 단계 낮추거나, 잠시 회복을 할 수 있도록 스트레칭 또는 반신욕 추천한다. 그러면 다음 날의 운동 수행 능력은 물론 컨디션도 향상될 것이다.

인바디 종이 한 장에 연연하지 말아야 한다

보통 일반적인 사람들은 −0.5kg, +1.5kg 수치에 연연해 하며, 장기적인 다이어트 및 건강관리를 이끌어 가지 못한다. 인바디는 내 신체를 표현하는 전부가 아니다. 운동을 시작하기 전에 테스트라고 생각하면 된다. 테스트는 앞으로의 운동 방향을 설정하는 데 도움을 주는 지침서로만 생각하자.

자기 수준에 맞는
운동량과 방법을 선택하라

운동하기로 결심한 순간부터 너무 구체적인 운동 방법으로 스케줄을 짜면, 운동을 지속하지 못한 채 포기하게 된다. 우선 초보자라면 내가 편한 시간에 운동을 시작하면 된다. 출근하기 전이나 퇴근 후이거나 개인에 맞는 시간을 선택하면 조금 더 편안하게 운동을 하게 된다. 50~60분 시간을 꽉 채우려 안 해도 된다. 매일 15분씩 하려고 노력하면 된다. 장소도 컨디션에 따라 집중할 수 있는 곳을 선택한다. 다른 사람과 함께 어울려 즐겁게 운동하고 싶다면 운동 모임(러닝, 등산, 클라이밍 등)에 참여해도 좋다. 어울리며 운동하는 것이 아직 부담스러우면 홈트를 이용해도 되고, 아니면 어떠한 방법으로든 자유롭게 운동하면 된다.

중급자가 되면 운동이 몸에 익숙해지면서 주로 운동하는 시간과 장소가 정해져 있을 것이다. 이때는 정확한 시간보다는 운동 시간대를 정해두는 것을 추천한다. 예를 들어 퇴근 후 19시가 아닌 19시~22시 사이로 정하는 것이 좋다. 그렇지 않으면 변수로 인한 스트레스를 받을 수 있기 때문이다. 일정한 근력운동과 유산소운동을 분배하는 것이 좋다. 예를 들어 헬스장에서 근력운동 주 3~4회 이상, 화창한 날씨에 실외 달리기 주 3회로 선택하면 된다. 상급자는 운동시간 및 장소는 규칙적으로 습관화가 되었을 것이다. 조금 더 디테일하게 관리해야 한다. 대략 해당 하루의 운동 부위, 중량, 세트 수를 기록해야 한다.

이와 같이 내 수준에 알맞은 목표를 설정하고, 내 몸 컨디션에 따른 강도를 조절한다면 몸은 서서히 좋아질 것이다. 단 운동을 시작하는 사람 또는 이 방법을 실천하는 사람에게 알려주고 싶은 말이 있다. 앞서 말한 것처럼 운동은 '토끼가 아닌 거북이처럼' 해야 한다. 토끼처럼 빠르게 도달하려고 앞만 보고 달려나가는 것도 너무 좋지만, 반대로 거북이처럼 천천히 나아가며, 환경에 의한 내 몸의 변수를 파악하고 꾸준하게 기록하다 보면 비록 결승점에 도착한 속도는 느릴지라도 결국에는 오래 건강을 유지할뿐더러 다이어트 성공을 위한 나만의 방법을 찾는 지름길이 될 것이다.

단, 이것만은
지키자

프로그램을 설정한 다음 그 프로그램 실행이 잘 된다면, 그것을 기록하고 몸 상태에 귀 기울여 체크한다. 다음 세 가지는 꼭 지키면서 운동하도록 하자.

첫째, 사전 몸 상태 체크다. 운동하기 전에 몸 상태를 체크했는데 좋지 않음에도 불구하고 이를 무시하고 계속 운동을 반복한다면, 부상이 일어날 가능성이 상당히 커진다.

둘째, 운동 도중, 통증이 발생하거나 불편한 부분이 있으면, 바로 중단한다. 무시하고 운동을 하게 된다면, 지속적인 건강관리에 있어 악영향을 끼칠 수 있다. 예상치 못한 신체 반응에 있어서 즉각 체크하고, 회복을 위해서 충분한 휴식을 취해주어야 한다.

셋째, 운동 후 쿨다운과 기록은 필수다. 한껏 끌어올린 몸의 긴장도를 풀어줄 스트레칭과 가벼운 마사지는 운동 후에 중요하다. 운동을 하는 것도 중요하지만 하고 나서의 안정과 휴식, 기록은 더더욱 중요하다.

이 세 가지를 지키는 것과 아닌 것의 차이는 처음에는 보이지 않는다. 그러나 하루하루 지날수록 차이점이 서서히 드러나며 크게 격차가 벌어질 것이다. 이 주의점을 인지하고 운동을 진행한다면, 분명 이전보다는 더 훌륭한 컨디션과 체형을 얻게 될 것이다.

누구나 비포는 있다,
최고의 애프러를 만들자

꾸준함은
모든 것을 이겨낸다

꾸준함은 그 어떤 것도 비할 수 없는 강한 무기다. 그러나 무언가를 꾸준하게 하려면 내가 무엇을 원하고자 하는지 분명한 목표 설정을 해야 한다. 이상적인 목표 아래 현실적인 목표를 다시 한 번 더 세우고, 그 안으로 더 구체적인 목표들을 생각해야 한다.

나는 운동 목표를 세울 때 흔히 마인드맵을 활용한다. 다음 페이지에 나와있는 도표는 내가 작성한 마인드맵이다. 이처럼 마인드맵을 그렸으면 이를 기준으로 기록한다. 그리고 기록한 것을 토대로 즉시 실행한다. 스스로 안된다는 틀에 가둬두고 무기력함에 빠지며, 위대한 변화를 원하는 것은 그야말로 말과 행동이 다르다

마인드맵 예시

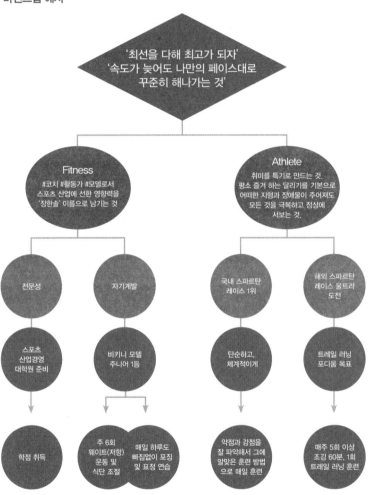

'최선을 다해 최고가 되자'
'속도가 늦어도 나만의 페이스대로
꾸준히 해나가는 것'

Fitness
#코치 #활동가 #모델로서
스포츠 산업에 선한 영향력을
'장한솔' 이름으로 남기는 것

Athlete
취미를 특기로 만드는 것.
평소 즐겨 하는 달리기를 기본으로
어떠한 지형과 장애물이 주어져도
모든 것을 극복하고 정상에
서보는 것.

전문성

자기계발

국내 스파르탄
레이스 1위

해외 스파르탄
레이스 울트라
도전

스포츠
산업경영
대학원 준비

비키니 모델
주니어 1등

단순하고,
체계적이게

트레일 러닝
포디움 목표

학점 취득

주 6회
웨이트(저항)
운동 및
식단 조절

매일 하루도
빠짐없이 포징
및 표정 연습

약점과 강점을
잘 파악해서 그에
알맞은 훈련 방법
으로 매일 훈련

매주 5회 이상
조깅 60분, 1회
트레일 러닝 훈련

고 말할 수 있다.

보잘것없어 보이는 꾸준함으로 나는 큰 변화를 만들어낸 경험이 있다. 2018년, 나는 비키니 주니어 대회에 참가했다. 첫 대회에 최선을 다해 준비에 올라갔음에도 불구하고 순위권에도 들지 못하고 탈락했다. 이후 2년간 나는 꾸준함을 무기로, 독하게 다시 대회를 준비했다. 그 결과 2020년, 2021년 비키니 주니어 부문에서 당당하게 1등 수상을 이뤄냈다. 꾸준히 해온 과정만큼이나 결과가 아름다웠다.

반복되는 실패 때문에
두려워하지 말자

사람들 개개인은 각자의 목표를 가지고 이뤄내야겠다는 근성, 즉 성공을 목표로 열심히 살아간다. 그렇지만 마음먹은 것과는 다르게 '이뤄낸다는 것'이 생각보다 쉽지 않다. 그 어떤 사람도 도달 지점 앞에 처절하게 무너지기도 하고 포기도 하게 된다. 반복되는 성공이 아닌 실패로 인해 자신감은 물론 두려움이 먼저 앞서게 되는 모습을 본다.

하지만 한 분야의 최고에 오른 사람들도 모두 각자 나름대로 시행착오가 있었을 거고, 그 실패를 거듭하며 꾸준한 끈기와 긍정 마인드로 발판을 넘어왔을 것이다. 나 또한 그랬다. 나는 5km만 뛰어도 심박수가 160~170에 다다를 정도로 허약했다. 그랬던 내가 포기하지 않고 매일같이 벌건 얼굴과 폭포수처럼 쏟아지는 땀으로 온몸을 적시며 런닝머신 위를 달려온 결과 2019년 첫 출전한 5km 마라톤에서 당당하게 1위를 차지했고 한두 달 뒤에는 10km에 도전해 2위를 차지했으며 하반기에는 하프 마라톤에 도전, 일반인 부문에서 1위를 차지하는 성과를 얻었다. 그해 연말에는 풀코스에 도전해서 42.195km를 완주했다.

마라톤을 완주했을 때, 나는 비로소 인생과 같다는 생각이 처음 들었다. 뛰는 동안 코스마다 업힐 구간이 있었고, 올라가는 코스에는 정말 무거운 다리를 이끌며 "할 수 있다"라는 말만 외쳤다. 내려오는 코스에서는 쉽다고 달리지 않고, 오히려 "조심히, 천천히"를 외치며 완주라는 단 하나의 목표만 가지고, 코스와 하나가 되었다.

이와 같이 힘들고 가파른 길이나 쉬운 길, 오르막길이나 내리막길에도 내 페이스에 맞게 조절하며, 나의 몸과 컨디션을 알고 끝까지 완주한다는 스스로에 대한 믿음만 있다면, 누구나 마라톤뿐만이 아닌 어떠한 종목에서든지 이겨내는 스스로를 보게 될 것이라 확신한다.

그러니 결심한 목표를 위해 두려워하지 말자. 성공의 기준은 사람마다 다 다르다. 타인과 나와 비교하지 말자. 누구든지 시행착오를 겪으며 목표에 도달한다. 절대 쉬운 방법으로 멋진 몸과 예쁜 몸을 만들지 않았을 거라는 말이다. 그러니 자신이 세운 목표 앞에 두려워하지 말고 할 수 있다는 생각으로 아주 작은 습관부터 실행하면 된다.

"나는 할 수 있다"라는
짧은 문장의 힘

이 짧은 문장 하나의 영향력은 정말 대단하다. 몇 글자 안 되는 이 문장이 여러 사람의 새로운 변화와 위대함을 만들어왔다고 나는 생각한다. 어떠한 위기의 문턱이 다가올 때, 이 문장 하나로 이겨낸 한 사례가 생각난다.

코로나19 위기로 2주간 잠시 본가에 내려갔을 때의 일이다. 엄마의 지병 중 하나가 고혈압인데, 나는 내가 집에 머무는 2주 동안 엄마의 혈압 개선에 도움을 드리고 싶었다. 혈압 수치의 변화는 물론 생활 전반에 조금이라도 도움을 주고자 계획을 짰다.

아니나 다를까 엄마의 생활습관은 엉망이었다. 자영업을 하시느라 식사 패턴은 불규칙했고, 40년 넘게 운동을 해보신 적이 단한 번도 없었다. 아니 해보려고 시도조차 하지 않으셨다.

엄마에게 이런 삶을 살기 때문에 평생 병을 앓아왔으며, 잘못하다가는 더 위험한 상황에 놓일 수 있다는 경각심을 다시 한 번 전했다. 그리고 엄마가 가지고 있는 삶의 관점을 바꿔보기로 했다. 지금부터 모든 것을 분명 할 수 있다고 생각하면 실제로 혈압 수치도, 몸도 분명 변화가 찾아올 거라고 자신 있게 말했다.

2주 관리 프로그램을 짜고 엄마와 운동을 시작했다. 결과는 정직하게 나타났다. 운동 전 142/91이었던 엄마의 혈압이 운동 후 130/88로 변했고, 3개월이 지나자 128/80으로 정상이 되었다. 복부 지방도 현저히 줄어들어 엄마의 외형도 많이 달라졌다. 운동은 엄마의 내면도 많이 바꾸어 놓았다. '할 수 있다'라는 한마디로 생활에 활력이 생겼다. 운동을 통해 의지가 생겨서인지 SNS 플랫폼을 시작하셨다. 인스타그램과 밴드를 알려드린 지 4개월 후인 지금은 밴드 가입자 0명에서 108명을 만들어내었고, 그중 15%는 매출로 이어지는 마케팅까지 진행하셨다.

물론 어마무시한 결과 수치도, 매출도 아니다. 그러나 아무것도 안 한 사람은 0을 1로 바꿀 수 없지만, 무언가를 시도하게 만드는 문장 하나가 0을 1로 만들어 조금이나마 삶의 소소함을 가져다주었다고 확신할 수 있다. 그러니 오늘부터 우리 모두 '할 수 있다'라고 외치고 운동을 해보자.

말은 그만,
당장 실행하자

말은 누구나 할 수 있지만, 행동으로 실행하는 것은 누구나 할 수 있는 것이 아니다. 이제 그 '누구'가 우리가 되면 된다. 말만 하고 목표만 쓰고 늘어놓는 것은 허황된 꿈만 늘어놓는 것과 같다.

그러니 이제 말과 쓰는 것은 그만하고, 그 기록한 것을 토대로 행동을 바꿔야 한다. 그 대신 기록을 단단하게 전략적으로 세워야 행동으로 확실하게 이어질 수 있다.

앞서 말한 것과 같이 기록하고, 붙이고, 색칠해라! 이해를 바탕으로 꾸준하게 기록한다면, 충분히 노력으로도 몸을 바꿀 수 있다. 우리가 튼튼하게 자라기를 원하고, 멋지게 늙어가길 원한다면 지금 당장 움직여야 한다.

따로 계획표가 정해져 있지는 않지만, 나는 항상 다이어리와 메모지를 가득 챙겨 다닌다. 그리고 그 하루 시간을 효율적으로 쓰기 위해 그 시간에 무엇을 했는지 기록한다. 다음 페이지에 나와 있는 계획표를 사용해 하루에 얼마나 계획을 실행하면서 살고 있는지 체크해 보자.

일일계획표

오늘의 확인	

해야할 일 리스트

	R-time: 반드시 해야할 일 (빨간색 체크)	B-time: 여유 있게 할 수 있는 일 (파란색 체크)
1		
2		
3		
4		

시간계획표

시간	해야할 일	실행한 일	평가	리뷰(스스로에 대한 객관적 평가)
4:30				
5:00				
6:00				
7:00				
8:00				
9:00				
10:00				
11:00				
12:00				
13:00				
14:00				
15:00				
16:00				
17:00				
18:00				
19:00				
20:00				
21:00				
22:00				
23:00				
24:00				

스마트폰 말고 스마트한 운동, 똑똑하게 운동하라

운동도
학습이다

운동이 내 몸에 습관이 되도록 만들려면 일종의 학습처럼 몸에 배게끔 해서 자리 잡도록 해야 한다. 그러기 위해서는 동작을 꾸준히 반복하고 숙달해서 몸이 이 동작에 적응할 수 있도록 하는 것이 중요하다.

어느 분야던지 학습에 의한 변화가 일어나기 위해서는 꾸준한 반복 밖에는 답이 없다. 운동도 마찬가지다. 그렇게 해야만 몸의 변화가 일시적으로만 나타나고 다시 원래대로 돌아가는 현상이 일어나지 않는다. 열심히 노력해서 변화된 몸을 오랫동안 유지하려면 반복에 힘써야 한다.

예를 들면, 갓난아기는 태어난 후 혼자서는 이동하지 못한다. 그러다가 뒤집기를 하고 기어 다니게 되면서 움직인다. 그 이후 발달 시기가 되면 양육자의 도움으로 첫 걸음마를 배운다. 반복된 말과 동작, 끊임없는 연습 이후에는 걷는 자세는 물론 일어서는 시간이 단축된다. 그리고 어느 순간 걷는 방법을 까먹지 않고, 원래 걸어왔던 것처럼 자연스럽게 잘 걷는다.

운동 학습 단계도 이와 동일한 절차를 밟는다. 운동 학습 단계를 알고 운동하면, 일시적이지 않고 지속적인 변화를 가져올 수 있다. 운동이 학습이 되게 하는 3단계를 바로 알면, 고무줄 몸매가 되는 법 없이 꾸준히 유지되는 몸을 가꿀 수 있다. 이 3단계는 다음과 같다.

1단계: 인지 단계

이 단계에서는 운동을 하더라도 속도가 매우 느리고 비효율적이며 수행 결과에 일관성이 없다. 우선 움직임을 인식하고 어떻게 동작을 안전하게 수행할지 배우는 데 집중하는 단계이므로 시행착오도 가장 많이 발생하는 단계다. 인지하는 데에 집중하고 치중하며 처음부터 절대 포기하면 안 된다.

2단계: 연합 단계

이 단계에서는 기본적인 운동 패턴에 어느 정도 적응한 상태이므로, 운동하는 부위에 조금이나마 집중할 수 있게 된다. 이 단계는 오류가 점점 적어지기 때문에, 조금 더 효율적인 움직임을 만들어가기 위해 집중해야 한다.

3단계: 자동화 단계

운동 학습의 마지막 단계다. 이 단계에서는 학습한 움직임들이 무의식적으로 실행된다. 집중하지 않아도 자동적으로 수행이 가능한 단계다. 주변의 환경 변화에도 쉽게 적응하며 효율적인 움직임을 수행할 수 있다.

마인드맵을 기반으로
실천 차트를 설계하라

삶이라는 것이 우리가 흔히 알고 있는 주식 차트와 같이 항상 진폭이 있다. 누구나 중간중간 생기는 굴곡에 쉽게 넘어진다. 그래도 우상향한다는 믿음과 끊임없는 계획과 실행은 놓지 말아야 한다. 삶도 이것저것 치이다 보면 나의 정체성을 잃듯이 운동도 마찬가지다. 이것저것 따라 하고 시도하다 보면, 그렇게 시도만 하다가 정확하게 세워진 것 없이 끝날 것이다.

인생이든 운동이든 실행하기 이전에 계획이 꼭 있어야 한다. 이때 필요한 것이 '운동 차트'다. 차트를 써 내려가다 보면 삶의 목표, 운동의 목적을 알게 되며 나만의 운동 정체성을 점차 찾을 수 있게 된다. 그러면 조금 더 뚜렷한 목표를 가지고 운동하기 때문에 쉽게 지치지 않는다.

스무 살, 인생의 정체기와 슬럼프가 찾아왔을 때 나는 인생 계획표를 세우고 이를 활용해 내 삶의 방향을 다시 전환할 수 있었다. 그리고 이 차트는 내 인생에서 터닝 포인트가 되기도 했다.

당시 나는 잡생각에 빠져 삶의 재미를 잃었다. 그냥 호기심이 아닌 조금 계획성 있는 인생을 살아야겠다고 생각하다 우연히 계획표를 만들고 난 이후에는 조금 더 활기 넘치는 삶, 도전에 그치지 않는 사람이 되기 위해서는 체력이 무엇보다 우선이라는 것을 알았다. 그리고 이때부터 그 누구보다 운동의 열정을 갖게 되어 단 50만 원을 들고 고향인 목포를 떠나 서울로 올라왔다.

내가 지금 트레이너로서 당당히 내 자리에서 내 몫의 일을 하는 것은 모두 운동에 바탕을 둔 인생 계획과 차트를 만든 덕이다. 공부도, 계획도, 운동도 모두 똑똑하게 설계하고 절차대로 해야 하는 이유가 여기에 있다. 뿌리가 단단한 나무가 쓰러지지 않듯이, 확실한 기반이 있는 인생 차트를 가지고 있다면 어떤 굴곡이 다가와도 이겨낼 수 있다.

달랑 종이 두 장, 우물 안 개구리에서
탈출하게 도와준 강력한 무기

욕심이 참 많은 내가 어떤 목표와 도전 앞에 망설였던 이유 중 하나는 바로 '체력' 때문이었다. 2017년, 스무 살이였던 나는 무리한 다이어트로 인해 대상포진 질병을 갖게 되었다. 체력을 회복하려고 열심히 운동해도 여전히 통증과 후유증은 내 몸에 남아있었다.

사람 만나는 것도, 책을 읽는 것도, 운동도 단 한 개도 집중이 되지 않았다. 이대로 나는 괜찮을까. 앞길이 막막하고 무섭기만 했었다. 신체적뿐만이 아닌 심리적으로도 힘들었다. 한 1~2주 정도는 아무 생각 없이 그렇게 시간을 흘려보냈다. 그렇다고 해서 몸은 회복되지 않았다. 더 안 좋아질 뿐이었고 체력은 더 떨어지고 있었다. 그래도 포기하지 않고, 체력을 기르고 싶은 간절한 마음에 계획해야겠다고 결심했다.

당시 내가 선택한 방법은 '마인드맵 그리기'였다. 나는 당시 2017년도에 마인드맵을 그리기 시작했다. 그리다 보니 내가 원하고 바라고자 하는 목표를 적었다. 비키니 대회 1등하기부터 서울 상경하기, 보디 프로필 촬영 등 그로 인해 동기부여는 더더욱 확실해졌다. 내가 가만히 있지 않고 움직여야 할 이유가 생겼다.

마인드맵 계획대로 허약한 몸을 이끌고 시작했다. 3km를 완주조차 못 했던 적도 있다. 중간 강도로 2km만 뛰어도 숨이 벅찰 정도였다. 그런데 계속 꾸준히 하다 보니 하루하루 나아지는 것을 느

껐다. 러닝 머신에 이끌려가던 내가 계획한 대로 실천하다 보니, 10km를 뛰어야 어느 정도 숨이 차는 정도였다.

3개월 후가 지나 나는 마라톤 대회에 도전했다. 5km, 10km, 하프코스, 풀코스 모든 종목에 참여했다. 그리고 1,2위 다수 수상을 하게 됐다.

그 이후에는 마인드맵의 또 다른 목표인 비키니 대회에 도전했다. 그리고 대회에 나가기 위해 3개월 동안 비키니 선수 전문가에게 코칭을 받았다. 이 마인드맵과 실천 계획표는 비키니모델 주니어 종목 대회에서 1등의 자리를 차지할 수 있도록 이끌어주었다.

체력이 좋아지자 나의 인생이 뒤바뀌었다. 모든 일을 해도 그 이전보다는 덜 지쳤고, 그래서 더 누릴 수 있었다. 정신력 역시 강하게 바뀌었다. 체력은 여전히 나에게 강력한 파트너다.

지식이 곧
실력이다

지식은 어디론가 새어나가지 않고 그대로 내 몸과 마음에 남는다. 그 지식이 차곡차곡 쌓이다 보면 어떤 환경에서도 실력을 발휘할 수 있는 장점이 있다. 마찬가지로 운동, 영양, 체형에 관해 내 몸에 대한 지식을 제대로 알면 몸은 저절로 좋아진다.

어떤 음식을 섭취하느냐에 따라 몸은 얼마든지 바뀐다. 지식 또한 어떤 것을 아느냐에 따라 목표에 대한 선택의 폭이 넓어진다.
이러한 지식과 경험을 바탕으로 몸의 기능성은 확실히 좋아진다.
운동도 지식과 같다. 똑똑하게 알고 똑똑하게 운동할 때 내 몸과
마음에 새겨질 것이다.

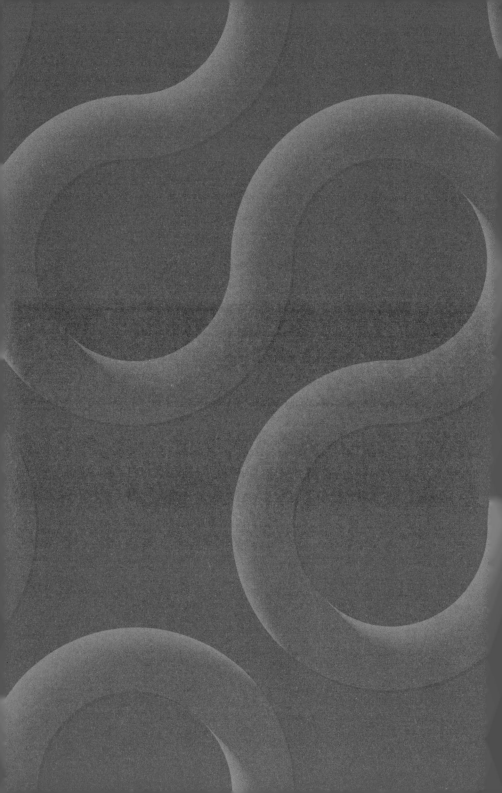

2장

2주면 라인이 생기고 4주면
근육이 자리 잡는

나를 위한
체형별 홈트

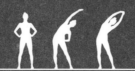

15분 호흡과
스트레칭으로 시작하자

호흡과 스트레칭이
일상 컨디션을 좌우한다

운동을 하기 위해서는 먼저 호흡법을 익혀야 한다. 이것이 운동의 기본이다. 호흡이 중요한 이유는 원활한 혈액순환을 위해서다. 특히 몸이 부었을 때 호흡만 잘하면 림프절과 순환에 도움을 주어 부기 제거에 도움이 된다. 호흡이 이렇게 중요하다.

또 운동할 때는 스트레칭과 적당한 마사지를 하면 운동의 효과를 극대화할 수 있다. 특히 주요 림프절인 겨드랑이, 가슴, 명치, 서혜부(사타구니) 주변을 주무르거나 두드리는 등 자극하면 이전보다 훨씬 더 신체의 기능이 향상되어 일상 컨디션을 두 배로 올릴 수 있다.

우리 몸의 브레이크,
코어 근육

운동을 시작할 때는 코어 트레이닝(Core Training)에서 시작한다. 코어 트레이닝이란 몸통의 중심 부분(코어)의 근육을 발달시키는 운동으로 몸의 중심부인 등, 복부, 엉덩이, 골반 따위의 근육을 발달시키는 것을 주요 목적으로 한다. 이 부분을 '코어'라고 부르는 것은 이 부위에서 신체의 모든 힘이 발휘되며 몸의 균형을 유지하는 근육이기 때문이다. 대표적인 코어 운동은 복부와 허리 근육을 발달시키는 것이다.

우리 몸을 자동차와 비교한다면, 코어는 자동차의 많은 기능 중 브레이크와 같은 역할을 한다고 보면 된다. 자동차의 브레이크가 속도를 감속시켜주고 멈췄을 때 흔들리지 않게 도와주는 역할을 하듯이 우리 몸의 코어 근육도 우리 신체에 이런 역할을 한다. 신체의 몸통을 안정화시키고 정렬시키며 움직이는 데 쓰이는 깊은 근육과 얕은 근육을 고르게 강화시키는 역할을 할 뿐 아니라 부상을 예방한다.

활동적인 사람들은 생활하는 데 직접적으로 연관이 있는 근력, 근지구력, 파워를 발달시키는 데 중점을 둘 뿐 정작 코어 안정성에 대해 중요하게 생각하지는 않는다. 그러나 이러한 힘이 약하다면 일상생활에서 자세가 틀어지게 되어 이로 인한 통증은 물론 운동할 때 보조되는 근육 사용이 주된 근육보다 더 강해져서 비효율적인 움직임을 만들어낸다. 그 결과 몸도 비대칭이 되거나 근육이 균형적이지 못하는 현상까지 일어날 수 있다.

제대로
호흡하는 법

코어 근육운동을 시작할 때는 정확한 호흡법으로 시작한다. 호흡을 얼마나 올바르게 잘 사용하는지가 핵심이다.

호흡법 순서

1. 편하게 천장을 보고 바르게 눕는다.
2. 한 손은 가슴에, 다른 한 손은 배에 두고 호흡을 느낀다.
3. 최대한 골반은 고정시키고 코와 입을 사용해 호흡을 들이마시고 내쉬면서 배의 부피가 줄어들게 한다. 줄어든 상태를 유지하며 다시 들이마시고 내쉰다. 이때 갈비뼈 4군데(앞, 옆, 뒤, 밑) 모두 서서히 확장되는 느낌으로 공기를 주위에 채워 횡경막의 움직임에 집중한다.
4. 이렇게 코로 숨을 들이마시고(3초), 잠시 멈추고(2초), 길게 내뱉는다(6초).
5. 이 호흡을 5회 반복한다.

주의할 점

1. 흉곽의 움직임이 적은 경우(복부가 과도하게 나오는 경우)
2. 골반 고정이 잘되지 않아 호흡할 때마다 자세가 틀어지는 경우
3. 가슴이 너무 과하게 들리는 경우

위와 같은 세 가지에 유의하며 주로 쓰여야 하는 횡경막에 집중해야 한다. 이렇게 순차적으로 호흡을 집중해서 하고, 횡경막을 주로 사용해 흉곽을 확장시켜 제대로 움직인다면, 이전보다는 허리의 불편함이 해소되는 것을 느낄 수 있다. 또한 코어 근육(다열근, 복횡근 등)들이 동원되면서 척추 안정화는 물론 호흡을 더 좋게 하며 혈액순환에 도움이 된다.

아침을 깨우는
스트레칭 법

호흡으로 신체의 신진대사를 일깨웠다면 그다음은 몸을 움직이는 것이 중요하다. 스트레칭은 보통 운동 끝나고 난 이후에 많이 한다. 하지만 운동을 할 때만 스트레칭이 필수인 것은 아니다. 일상생활에서도 스트레칭은 매일 해주는 것이 좋다. 그날그날의 상황에 알맞게 스트레칭을 해준다면 마음이 한결 편해지는 것을 느낄 수 있다.

예를 들어 아침마다 출근하기 전 일정한 시간을 정해놓고 하는 15분 스트레칭은 그날 내 몸 전체의 밸런스를 맞춰줄 뿐 아니라 하루의 시작을 상쾌하게 열 수 있도록 충분히 도와줄 수 있다. 다음부터 나오는 스트레칭 동작을 따라 해보자. 한 동작 당 1분씩 총 11개의 동작으로 이루어져 있다. 짧은 스트레칭을 통해 아침에 건강 주스를 섭취한 만큼이나 신체의 건강함을 얻을 수 있을 것이다.

양 무릎 가슴으로 당기기

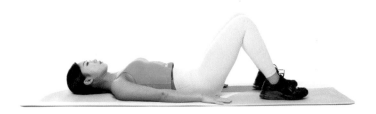

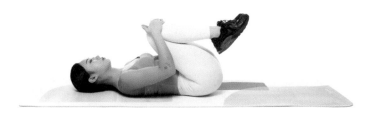

1. 천장을 보고 바르게 눕는다.

2. 무릎을 구부리고, 뒤꿈치와 엉덩이 사이가 3~4cm 정도 되게 해준다.

3. 양손을 깍지 껴서 무릎 위를 감싸 안고, 가슴과 어깨 방향 쪽으로 무릎을 끌어당긴다.

4. 약 30초 동안 엉덩이와 허리 주변을 이완시키며 편안한 호흡을 한다.

5. 동작을 2회 반복한다.

Tip 한 다리씩 무릎을 구부려 당겨줘도 엉덩이 근육이 집중적으로 한쪽씩 이완되면서 시원해진다.

누워 다리 꼬고 몸쪽으로 당기기

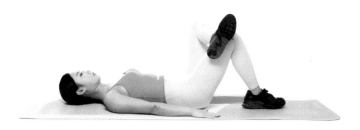

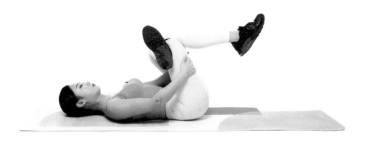

1. 천장을 보고 바르게 눕고, 양 무릎을 골반 너비로 벌려 세워준다.

2. 구부려진 오른 다리 위에 왼 다리를 구부려 오른 무릎 위에 올려놓는다.
   왼쪽 발목, 바깥쪽 복숭아뼈가 허벅지 위에 올라오도록 한다.

3. 오른 발바닥을 바닥에서 떼서 90도를 만들어준다.

4. 양손으로 오른 허벅지를 감싸 가슴으로 가져온다. 한쪽 손은 허벅지 바
   깥쪽, 다른 쪽 손은 허벅지 안쪽으로 한다.

Tip 포개진 위쪽 다리의 무릎을 바깥쪽으로 밀어내며 엉덩이 근육을 시원
   하게 이완시킨다. 이때 골반이 틀어지지 않도록 주의한다.

엉덩이 브릿지

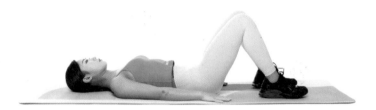

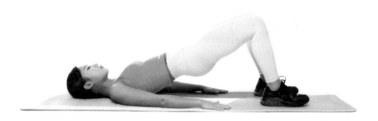

1. 천장을 보고 바르게 누운 상태에서 무릎을 구부려 양 엄지발가락과 무릎 안쪽을 붙인다.

2. 발끝을 정면으로 하고 꼬리뼈부터 정수리까지 척추가 일직선이 되도록 정렬한다.

3. 손바닥을 바닥으로 향하게 해 가지런히 엉덩이 옆에 두고 다리 사이 간격을 골반 너비로 벌려준다.

4. 손바닥은 바닥을 지그시 누르고, 발가락은 바닥을 감싼다는 느낌으로 힘을 주며 호흡을 들이마시고 내뱉으면서 엉덩이를 올려 힘을 준다.

5. 다시 호흡을 들이마시면서 엉덩이를 내리고 내쉬면서 올리고를 60초 동안 반복한다.

Tip 이때 엉덩이를 조이려다 오히려 허리 하부 쪽이 꺾여 무리가 갈 수 있으니 주의해야 하며 호흡과 동작을 연결시켜 최대한 천천히 동작을 하도록 한다.

누워서 다리를 몸쪽으로 당기기

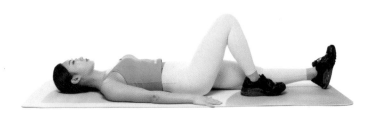

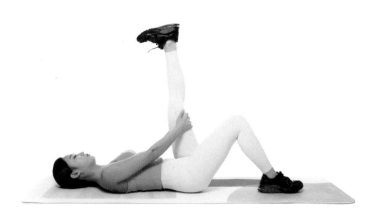

56

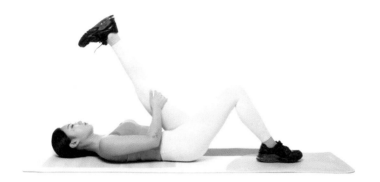

1. 천장을 보고 다리를 쭉 뻗어 바르게 눕는다.

2. 양 무릎을 구부리고 주먹 하나 들어갈 정도로 두 다리를 벌린다.

3. 한쪽 다리를 90도로 들어 발바닥이 천장을 향하도록 뻗어준다. 이때 골
   반이 틀어지지 않도록 주의한다.

4. 양손으로 허벅지를 감싸 배꼽 쪽으로 당긴다. 양손이 허벅지에 닿지 않
   거나 다리가 너무 당겨져 허리가 뜨는 경우는 수건이나 밴드를 발바닥
   에 걸어서 수건을 잡아당긴다.

5. 호흡을 들이마시고, 내쉬는 호흡에 발끝을 얼굴 쪽으로 끌어당긴다.

모닝 스트레칭 #5
코브라 스트레칭

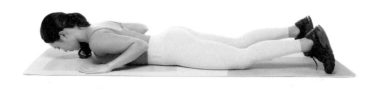

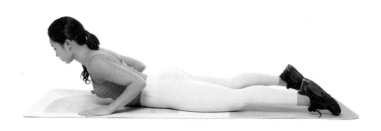

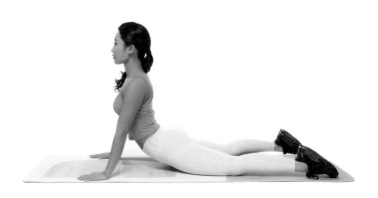

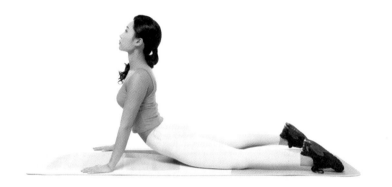

1. 바닥을 보고 엎드린 상태에서 두 다리를 가지런히 모아 발등을 바닥에 붙인다.

2. 이마를 바닥에 댄 상태에서 양손을 가슴 옆에 가지런히 둔다.

3. 들이마시는 호흡에 팔꿈치를 펴면서 상체를 곧게 펴고, 내쉬는 호흡에 가슴을 앞으로 쭉 내민다.

4. 복부 아래쪽부터 가슴, 목 앞쪽이 전체 이완될 수 있도록 숨을 편안하게 마시고 내쉬며 턱을 들어 천장을 바라본다. 이때 복부의 긴장을 풀지 않도록 주의한다.

5. 다시 시선을 정면으로 응시하며 천천히 배, 가슴, 이마 순으로 내려온다.

6. 같은 동작을 60초 동안 반복한다.

모닝 스트레칭 #6

고양이 자세

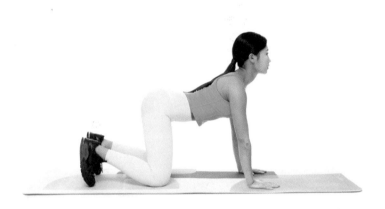

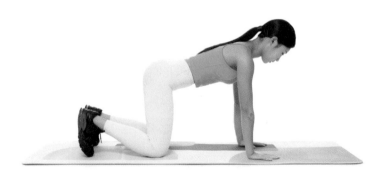

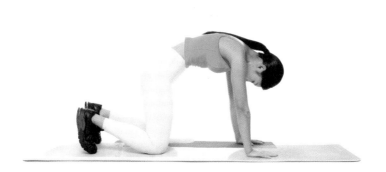

1. 양손을 가슴 아래 수직으로 쭉 뻗고 양 무릎과 골반이 수직이 되도록 네
   발 기기 자세를 만든다.

2. 무릎과 손의 간격은 어깨너비 정도로 벌린다.

3. 호흡을 들이마시며 양손 사이로 가슴을 내밀며 상체를 편다. 천천히 고
   개를 들어 시선 천장으로 향한다. 이때 허리가 과도하게 꺾이지 않도록
   복부의 긴장을 유지한다.

4. 호흡을 내쉬면서 머리, 가슴, 허리 순서대로 등을 둥글게 구부리며 시선
   은 배꼽을 바라본다.

5. 다시 호흡을 정리하며 처음 자세로 돌아온다.

6. 같은 동작을 60초 동안 반복한다.

앉아서 90도 스트레칭하기

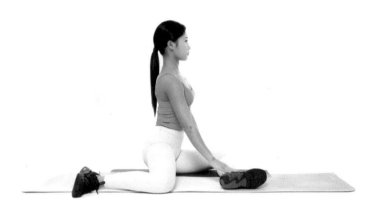

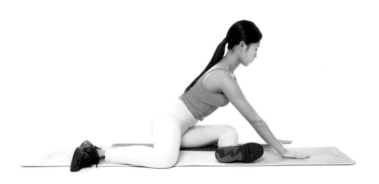

1. 골반을 기준으로 한쪽 다리를 몸 앞으로 90도, 다른 쪽 다리를 몸 뒤로 향하게 해 90도로 만든다.
2. 호흡을 들이마시면서 고관절을 접고, 내쉬면서 천천히 상체를 숙여 내려간다.
3. 양쪽 각 30초씩 반복한다.

Tip 등과 허리가 굽지 않도록 하고, 최대한 복부에 긴장을 주고 아랫배와 위 허벅지가 먼저 닿는다는 느낌으로 서서히 내려가 고관절 주변 근육을 이완시킨다.

앉아서 몸통 비틀기

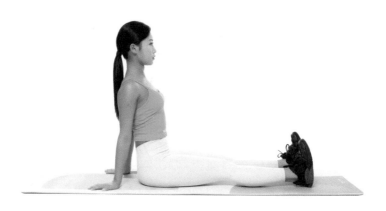

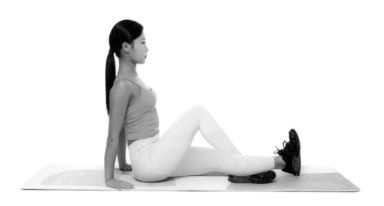

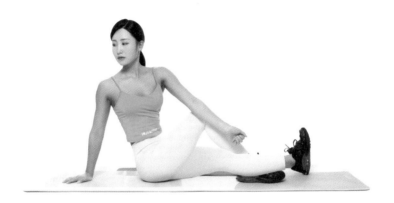

1. 다리를 쭉 뻗어 앉는다.

2. 양손을 엉덩이 뒤로 쭉 뻗어 상체를 바르게 세운 상태에서 오른쪽 무릎
   을 구부려 왼쪽 무릎 옆쪽 바닥에 내려놓는다.

3. 왼쪽 팔꿈치로 오른쪽 무릎 바깥쪽을 지그시 누르며 상체를 오른쪽으로
   최대한 돌린다. 이때 오른쪽 어깨가 올라가지 않도록 주의한다.

4. 같은 방법으로 왼쪽도 비틀어준다.

5. 같은 동작을 60초 동안 반복한다.

Tip 복부에 긴장을 주고 가슴을 내밀며 상체를 천천히 회전시키면, 엉덩
   이 바깥쪽 근육은 물론이고 척추기립근 주변 근육이 이완되어 시원해
   진다.

모닝 스트레칭 #9
일어서서 골반 돌리기

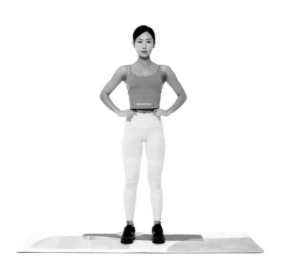

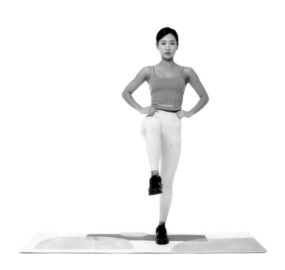

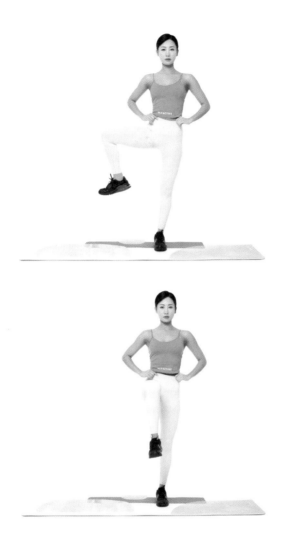

1. 바르게 선 자세에서 호흡을 들이마시며 무릎을 90도로 올린다.

2. 내쉬는 호흡에 고관절을 접어 앞에서 뒤로 회전시킨다.

3. 다시 호흡을 들이마시고 무릎을 뒤에서 앞으로 가져온다.

4. 앞뒤로 30초 반복한다.

모닝 스트레칭 #10

코싹 스쿼트

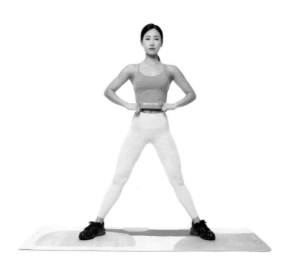

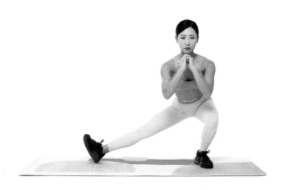

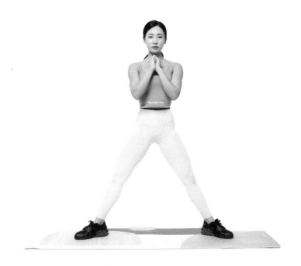

1. 두 다리를 어깨너비 두 배로 벌려 바르게 선다.

2. 호흡을 들이마신 상태에서 한쪽 다리의 고관절과 무릎을 접어 서서히
   내려갔다가, 내쉬는 호흡에 구부린 쪽 다리 발바닥으로 지면을 밀면서
   서서히 올라온다.

3. 같은 방법으로 반대쪽 다리도 해준다.

4. 5회씩 2세트 반복한다.

Tip 이때 고관절이 유연하지 않아 동작이 자연스럽게 이루어지지 않는다
   해도 허리를 굽히면서 억지로 내려가면 절대 안 된다. 오히려 조금만
   내려가는 게 스트레칭과 근력운동에 도움이 된다. 몸으로 지지하기가
   힘들다면 의자나 벽을 잡고 하면 안전한 동작을 할 수 있다.

모닝 스트레칭 #11
허리 숙이고 몸통 비틀기

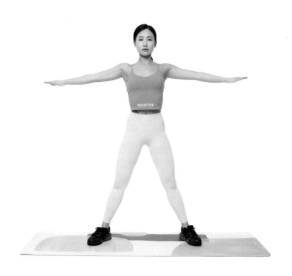

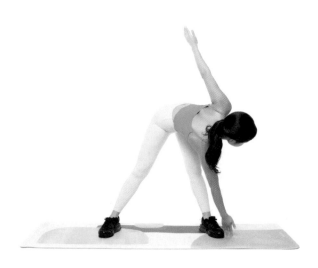

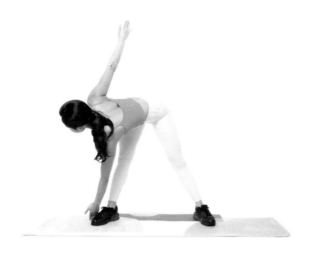

1. 두 다리를 어깨너비 두 배로 벌려 바르게 선다.

2. 양손을 어깨 옆으로 길게 뻗어준다.

3. 호흡을 들이마시고 왼손으로 오른발 끝을 터치한 뒤 내뱉는 호흡에 몸
   통을 최대한 비틀어준다.

4. 같은 방법으로 반대쪽도 해준다.

5. 천천히 좌우로 30초씩 반복한다.

Tip 피가 머리 쪽으로 쏠려 어지러울 수 있으니 천천히 동작과 호흡을 연
   결시키며 하고, 올라올 때는 한 다리씩 중앙으로 모은 뒤 등을 둥글게
   말아 천천히 상체를 세우며 올라온다.

잠들기 전 하루를 마무리하는
15분 스트레칭

마지막으로 퇴근 후 잠자리에 들기 전 15분 스트레칭으로 하루의 피로를 씻는다. 밤 스트레칭은 집에서도 충분히 할 수 있는 운동에 포함되고 또 격렬하지도 않기 때문에 퇴근 후 하루를 마무리하는 운동으로 딱 좋다. 피곤함을 주는 운동이 아니라 편안함을 불러일으켜 수면에도 도움이 된다.

그러나 동시에, 현실적으로 제일 실천하기 힘든 스트레칭법이기도 하다. 하루 일과가 끝나고 집에 오면 마냥 늘어지고 싶기 때문이다. 이럴 때는 간단한 운동이라도 하기가 쉽지 않다. 그러나 습관만 된다면 밤 스트레칭만큼 좋고 간단한 운동법은 없으므로 적극 추천한다. 잠자리 스트레칭은 앞에 나온 모닝 스트레칭 반대 순서로 똑같이 따라 한 후 2~3분 정도 잠시 불을 끄고 눈감고 명상을 하길 추천한다.

언제 어디서든
호흡과 스트레칭

장소와 시간을 가리지 않고 누구나 할 수 있는 것이 호흡과 스트레칭이다. 하기까지의 실천이 쉽지 않지만 한번 시작하면 누구나 습관으로 자리 잡을 수 있다. 하루에 10~15분씩, 15일 동안 하는 습관을 먼저 기르자. 이렇게 꾸준히 늘려간다면 점차 시간도 기간도 늘어날 것이다. 그리고 15일 후 우리가 얻는 것은 지금보다 더 멋지고 건강해진 몸과 마음일 것이다.

효과적인 운동을 위한
심폐 기능 테스트하기

뻔한 유산소운동은 가라!
재미와 안전을 생각하는 똑똑 유산소운동

우리는 흔히 운동이 몸에 좋은 것만을 알고 당장 시작하곤 한다. 그러나 운동 효과가 있으려면 내 몸에 적절한 운동을 해야 한다. 효율적인 운동을 하기 위해 사전에 체크해야 할 것들이 있는데 그중 하나가 심장의 건강상태를 확인하고 심폐 능력을 체크하는 것이다. 운동 전에 자기 심장의 건강상태를 확인하고 그와 알맞은 운동 구역을 체크하는 것은 매우 중요하다. 그래야 내 몸에 맞는 적절한 운동을 선택할 수 있기 때문이다.

각자에 맞게 목표 심박수를 구하는 방법은 어렵지 않다. 자신의 심폐 능력을 똑바로 알고 꾸준히 2주 정도 실천하면 평소와 다른 컨디션 증진을 맛볼 수 있다. 일상생활에서 활력을 찾을 수 있는 것은 물론이고 4주 후면 건강과 더불어 효과적인 다이어트에도 큰 도움이 될 것이다.

운동의 시작은 목표 심박수를 바로 아는 것부터

운동을 하기 전에 먼저 자신의 심박수를 알고 시작하기를 권한다. 그 이유는 신체에 맞는 목표 심박수를 알아야 효과를 극대화할 수 있고 또 건강한 운동을 할 수 있기 때문이다. 다음 페이지에 나와 있는 표를 활용하면 자신의 목표 심박수를 알 수 있다.

목표 심박수는 최대심박수에서 안정시 심박수를 뺀 값에 운동 강도(%)를 곱한 값을 안정시 심박수와 더해서 나온 값이다. 운동 강도를 알아야 하는 이유는 이것을 알아야 자신이 할 운동 구역을 알 수 있기 때문이다.

목표 심박수를 알려면 최대심박수와 여유심박수, 안정시 심박수를 알아야 한다. 아는 방법은 간단하다. 먼저 최대심박수는 220에서 자신의 나이만큼 빼면 된다. 예를 들어 현재 나이가 24세이면, 최대심박수는 '220 − 24 = 196'이다. 여유심박수는 최대심박수에서 안정시 심박수를 빼면 된다. 안정시 심박수는 1분만 투자하면 측정 가능하다.

안정시 심박수 측정법

1. 손목 안쪽 요골 동맥에 2~3개의 손가락을 올려놓는다

2. 일정하게 맥박이 뛰는 곳을 찾는다.

3. 그 상태에서 1분간 맥박수를 측정한다. 또는 15초간 맥박수를 젠 뒤 4를 곱한다(조금 더 정확한 값을 알아내는 방법은 4~5일 동안 동일한 시간에 맥박수를 젠 뒤 평균값을 내는 것이다).

안정시 심박수 측정했다면, 운동 구역을 보기 이전에 내 심폐능력이 나이와 성별에 구분해 어디에 속하고 있는지 알아야 한다. 그 이유는 보다 더 안전하게 운동하기 위해, 즉 효율적으로 운동하기 위해서다. 예를 들어 평균보다 더 낮은 상태에 속하는데 체력강화 또는 다이어트를 위해 고강도를 선택하는 경우 부상을 초래할 수 있기에 주의해야 한다.

목표 심박수 계산기 방법

1. 사전에 미리 안정시 심박수 측정

2. 나이 입력(최대심박수 자동계산)

3. 안정시 심박수 입력(목표 심박수 자동계산)

4. 성별과 나이에 따른 안정시 심박수 차트 범위 확인

5. 이 결과에 따라 운동 강도를 알맞게 설정하면 된다.

목표 심박수 계산법

개인 정보					
성별		이름		나이	
안정시 심박수 (RHR)		최대심박수 (MHR)		여유심박수 (HRR)	
훈련 방법	목표심박수＝{(최대심박수−안정시 심박수)} × 운동 강도(%)}＋안정시 심박수				

남자 안정 시 심박수 평균 차트					
나이	18–25	26–35	36–45	46–55	56–65	65+
운동선수	49~55	49~54	50~56	50~57	51~56	50~55
우수한	56~61	55~61	57~62	58~63	57~61	56~61
좋은	62~65	62~65	63~66	64~67	62~67	62~65
평균 이상	66~69	66~70	67~70	68~71	68~71	66~69
평균	70~73	71~74	71~75	72~76	72~75	70~73
평균 이하	74~81	75~81	76~82	77~83	76~81	74~79
좋지 않음	82+	82+	83+	84+	82+	80+

여자 안정 시 심박수 평균 차트					
나이	18–25	26–35	36–45	46–55	56–65	65+
운동선수	54~60	54~59	54~59	54~60	54~59	54~59
우수한	61~65	60~64	60~64	61~65	60~64	60~64
좋은	66~69	65~68	65~69	66~69	65~68	65~68
평균 이상	70~73	69~72	70~73	70~73	69~73	69~72
평균	74~78	73~76	74~78	74~77	74~77	73~76
평균 이하	79~84	77~82	79~84	78~83	78~83	77~84
좋지 않음	85+	83+	85+	84+	84+	84+

건강 상태를
살피고 운동하자

사전에 이처럼 심폐 건강을 체크하고 몇 가지 공식에 따라 자신에게 맞는 목표 심박수를 구하면 유산소운동을 할 때 내 몸에 가장 효율적인 방식으로 운동을 할 수 있다.

간혹 그냥 간편하게 220에서 나이를 뺀 값, 즉 최대심박수만 알고 운동을 하면 되지 않는지 물어오는 분도 있다. 물론 틀린 방법은 아니다. 그러나 최대 심박수는 개개인에 맞게 고려되어 계산되지 않는다. 예를 들어 20세 남성과 20세 여성의 최대심박수는 똑같이 200이다. 성별도 나이도 구분 없이 동일하다.

대신 목표 심박수는 개인의 체력과 신체에 맞는 운동방법을 설계해줄 수 있다. 안정시 심박수를 측정하고 이를 토대로 운동 강도를 설정해 주므로 훨씬 더 효율적으로 운동할 수 있다.

목표 심박수를 계산 방법에 따라 건강상태를 우선 파악하고 운동할 것을 추천한다. 숫자가 많아 복잡하고 헷갈린다면 나이와 안정시 심박수를 입력시킨 후 표를 출력해 나의 영역에 형광색으로 칠해 구별해도 좋다. 이렇게 하면 일석이조다. 더 건강한 체력을 얻기도 하지만, 이런 자료가 차곡차곡 쌓이다 보면 나의 기록으로 남는다. 이게 재산이다.

내가 해야 할
운동 구역은 어딜까

안정시 심박수를 구해 성별과 나이에 따라 나의 심폐 상태를 체크했다면 이제 그 결과에 따른 목표 심박수를 고려해 구역을 설정하면 된다. 구역 설정 방법은 이렇다. 목표 심박수 계산기를 통해 나온 결과에 따라 아래 항목을 채운다.

목표 심박수 계산 결과(예시)

1. 성별/이름: 여성/장한솔
2. 나이: 24
3. 안정시 심박수: 56
4. 최대심박수: 196

이렇게 기입하면 다음 페이지에 나와 있는 표처럼 자신에게 맞는 운동 구역을 보여준다. 운동 구역 계산은 간단하다. 나이와 안정시 심박수만 입력한다면 자동으로 운동 구역을 알려준다. 예를 들어 다섯 가지 운동 구역 중에 나는 다이어트 목표로 약간 힘든 정도의 강도로 60%~70% 강도라고 하면, 140~154 강도로 30~40분 유산소운동을 하면 조금 더 효율적이게 운동할 수 있다.

다음 페이지 표에서는 앞에 나온 '목표 심박수 계산법'에서 입력한 나이, 안정시 심박수를 기준으로 목표 심박수 계산이 된다. 우선 딱 두 가지만 보면 된다. 유산소운동 목표 그리고 그에 맞는 목표 구역은 5구간이다.

1구간은 건강관리, 즉 신진대사가 증가할 정도로 가볍게 걷는 것이다. 운동을 처음하거나 연령층이 높은 세대한테 추천한다.

2구간은 체중조절이다. 다이어트를 하는데 살이 잘 빠지지 않는 사람들은 이 구간을 확인하고 조금 더 효율적으로 하는 것을 추천한다. 3구간은 심혈관계 기능 향상이다. 이 구간은 어느 정도 운동에 적응이 되고 장기간으로 하기에 심폐에 큰 영향이 없는 사람에게 추천한다(심혈관계 질환에 해당 안 되는 사람).

4구간은 1~3구간 훈련을 넘어 중강도에 적응이 된 사람들이 하는 고강도 인터벌 훈련 구간이다. 이 구간에 속하는 사람들은 몸의 변화를 주는 것을 추천한다. 5구간은 충분한 심폐능력이 있어야 가능한 구간이다. 처음 한다면 코치와 함께 하거나 코치의 지도 하에 해야 한다.

운동 구역 정하기

1. 운동 목표 설정을 먼저한다(예: 다이어트).
2. 목적에 맞는 운동 강도를 선택한다(예: 60~70% 체중조절 중강도).
3. 내 구역에 가서 심박수를 확인한다(예: 140~154bpm).

목표 심박수 계산 결과값에 따른 유산소운동 구역

여유심박수(Beats Range HRR)				
저강도	126.0bpm	50%THR[Low]	140.0bpm	60%THR[High]
중강도	140.0bpm	60%THR[Low]	154.0bpm	70%THR[High]
	154.0bpm	70%THR[Low]	168.0bpm	80%THR[High]
고강도	168.0bpm	80%THR[Low]	182.0bpm	90%THR[High]
	182.0bpm	90%THR[Low]	196.0bpm	100%THR[High]

최대심박수(Heart Rate Max)				
저강도	98.0bpm	50%THR[Low]	117.6bpm	60%THR[High]
중강도	117.6bpm	60%THR[Low]	137.2bpm	70%THR[High]
	137.2bpm	70%THR[Low]	156.8bpm	80%THR[High]
고강도	156.8bpm	80%THR[Low]	176.4bpm	90%THR[High]
	176.4bpm	90%THR[Low]	196.0bpm	100%THR[High]

유산소운동 구역					
구간	타깃 존	Intensity % of HRmax, bpm	BORG의 자각도	강도	효과
1구간	회복/ 건강구역	50~60%	보통이다 (9-11)	저강도	건강 관리, 회복, 신진대사 증가
2구간	체중 조절/ 지방 연소 구역	60~70%	약간 힘들다 (11-13)	유산소, 중강도	체중 조절, 체지방 감소
3구간	유산소/ 지구력 영역	70~80%	힘들다 (13-15)		심혈관계 기능 향상
4구간	운동 후 초과 산소섭취량/ 인터벌 트레이닝	80~90%	매우 힘들다 (15-17)	유·무산소, 고강도	항상성 증가, 호르몬 증가, 신경계 향상
5구간	Max-최대 산소섭취량 영역	90~100%	최대로 힘들다 (18-20)		최대 산소섭취량 증가, 위험

홈트, 이렇게 보고
이렇게 따라 하자

유튜브 보고 따라 할 때는
이런 점에 주의하라

코로나19로 다중이용시설과 외부활동이 제한되면서 '홈트'를 실천하는 사람들이 증가하고 있다. 홈트란 특별한 기구를 사용하지 않고 집에서 운동하는 것을 뜻한다. 최근 유튜브와 SNS 등 온라인 채널을 이용해 집에서 할 수 있는 다양한 운동법들이 나와 있다. 그래서 누구나 쉽게 따라 할 수 있다. 하지만 전문가의 도움 없이 잘못된 방법으로 운동을 한다면 부상이 쉽게 일어난다.

홈트레이닝 관련 사고가 국내뿐만이 아닌 해외에서도 많이 이슈화되고 있다. 사례로는 집에서 러닝머신을 타고 있던 한 아이의 엄마가 한눈 판 사이, 세 살짜리 아이가 기구 밑으로 딸려 들어가

사망한 안타까운 소식이 있다. 이뿐만이 아니다. 외부적인 기기 사고가 아닌 몸에서도 많이 일어난다.

가장 흔한 사례로는 관절에 무리가 와 병원을 찾는 경우다. 가장 자주 다치는 관절은 무릎이다. 흔히 '스쿼트'라고 부르는 자세는 혼자 따라 할 때 주의해야 할 부분이 있다. 옆에서 보았을 때 굽힌 무릎이 자기 발가락 선을 넘어가지 않도록 고정한다면, 체형에 따라 다르지만, 체중 부하가 무릎 쪽에 실릴 수 있어 위험하다. 우선 발목과 고관절 주변 근육을 풀고 고관절을 정확하게 접으면서 내려가 발목의 유연성을 사용한다. 보통 무릎 앞으로 0.5~1cm 정도는 나와도 무방하다.

부상을
피하는 법

이런 부상사고를 피해가려면 나에게 맞는 정보를 잘 고를 줄 알아야 한다. 남이 입던 옷이 내가 입으면 맞지 않듯이 운동도 마찬가지다. 남에게 잘 맞아 몸을 변화시킨 운동이 오히려 내 몸에는 독이 될 수도 있기 때문이다. 그러니 꼭 검증이 된 운동, 나에게 알맞은 운동을 해야 한다. 그러기 위해서는 전문가를 따라 하기 이전에 주의할 점이 있다.

허리의 과도한 사용은 금물

첫번째 사례는 예쁜 애플 힙을 만들고자 지방을 태우겠다 결심했는데 잘못된 자세로 고반복 운동만 하는 경우다. 물론 올바른 자세로 여러 번 반복적으로 한다면 더할 나위 없이 도움이 될 것이다. 하지만 그런 경우는 극히 드물다. 대다수의 사람들이 자기 몸의 고관절, 무릎관절, 발목관절을 무시한 채 애플 힙에만 집중한다. 그리고 무작정 높은 중량, 많은 횟수를 선택한다. 힘들어야 살이 빠지고 힙이 예뻐진다고 생각하기 때문이다.

스쿼트를 할 때 본인의 유연성과 움직임을 파악하지 않은 채 등허리가 굽은 채 스쿼트를 해본 적이 누구나 한두 번쯤은 있을 것이다. 이런 부분이 지속이 됐을 경우에 치명적인 통증을 불러일으킬 수 있다. 우선 스쿼트를 하기 전 내 몸 어디가 불편한지, 유연성 부족한 부위는 어딘지 알아야 한다.

올바른 자세를 위해서는 '힙 힌지(Hip Hinge) 움직임'을 정확히 아는 것이 무엇보다 중요하다. 힙 힌지란 운동할 때뿐 아니라 일상생활에서도 중요한 동작이다. 허리를 보호하기 위해서는 반드시 익혀두면 좋다. 스쿼트뿐만 아니라 다른 운동을 할 때도 힙 힌지를 제대로 안다면 많은 도움이 된다.

힙 힌지란 쉽게 말해 고관절을 접어주는 동작이라고 보면 된다. 문의 경첩을 생각하면 쉽다. 경첩이 닫히듯 아랫배와 위쪽 허벅지가 만나는 것이 힙 힌지이며, 이 동작이 올바로 되어야 부상을 방지할 수 있다.

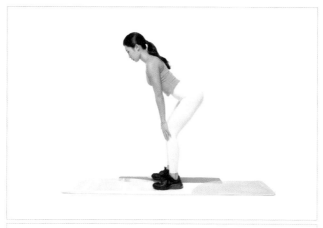

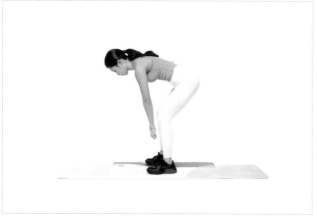

올바른 자세(위): 척추의 중립은 유지하면서 고관절만 접는 느낌으로(힙 힌지) 스쿼트하기
잘못된 자세(아래): 척추 및 골반이 뒤로 밀리며 스쿼트하기

무릎관절

운동할 때 흔히 일어나는 또 다른 부상은 무릎관절 부상이다. 운동의 종류가 같아도 신체마다 통증은 다른 부위에 온다. 무릎 바깥쪽 통증이 오는 흔한 사례는 오르막길에서 달리거나, 과도하게 중

량을 올려 운동을 한 사람에게 많이 나타난다. 이런 사람은 운동하기 이전에 골반부터 사타구니, 무릎부터 허벅지 바깥쪽 근육을 풀고, 적절한 스트레칭을 한 후 운동을 한다면 부상을 예방할 수 있다.

무릎 앞쪽으로 통증이 오는 사람은 스쿼트 점프를 하는 경우다. 발목관절과 무릎관절이 약한데도 불구하고 다이어트를 위해 스쿼트 점프를 100개씩 하는 경우가 흔히 있다. 점프 후 착지할 때 무릎관절에 무리를 주어 통증을 유발한다. 이런 사람들은 운동하기 전에 대퇴직근(엉덩이부터 허벅지로 연결되는 근육)을 풀어주면 부상을 예방할 수 있다.

무릎 안쪽으로 통증이 오는 사람은 스쿼트를 할 때 안쪽으로 무릎이 자꾸 회전되는 경우다. 이러한 경우에는 강도를 내리고 사타구니에서 무릎 안쪽까지 이어지는 근육을 마사지해 주고 스트레칭해 주어야 한다. 또한 햄스트링(허벅지 뒤쪽 근육)도 풀고 운동을 한다면 부상을 예방할 수 있다.

어깨

과한 중량과 자신의 가동 범위, 즉 유연성을 모른 채 운동한다면 가장 치명적인 부상을 입을 수 있는 부위가 어깨다. 대표적으로 집에서나 헬스장에서 덤벨을 들고 숄더프레스 운동을 할 때 나타난다. 숄더프레스 운동은 양손에 덤벨을 들고 어깨 위치에서 머리 위쪽으로 밀어내는 운동을 말한다.

이 운동을 할 때는 어깨의 유연성을 먼저 파악하고 회전근개와 날개뼈 주위의 근육을 먼저 활성화해 준다. 이완시킬 때는 팔꿈치가 어깨보다 빠지지 않도록 주의하고, 양손을 어깨높이보다 많이 내려가지 않도록 주의한다. 수축시킬 때는 어깨의 들썩거림을 최소화시켜야 한다. 즉 반동을 줄여야 한다. 이렇게 불필요한 근육 사용을 최소화시켜 어깨 근육의 집중도를 높이고 운동한다면 부상을 예방할 수 있다.

목

복부를 강화하기 위해 윗몸일으키기 100개 하는 것을 당연하게 생각하는 사람이 많다. 이 중에는 좌식 생활로 인해 등이 많이 구부러진 체형임에도 불구하고 복근을 만들겠다는 야심이 앞서 개수 채우기에 집중하다가 부상으로 이어지는 경우가 종종 있어 주의가 필요하다.

물론 윗몸일으키기가 효과가 없는 것은 아니다. 하지만 등이 말리고 목이 앞으로 빠진 체형이라면 주의해야 하는 운동 중 하나가 윗몸일으키기다. 막연하게 목으로 당겨 개수만 채우는 복근 운동이 아닌, 체형을 바로 알고 그에 맞는 운동을 실천하는 게 무엇보다 중요하다.

우선 거북목의 특징을 가지고 있는 분들은 등척성 운동(똑같은 동작에서 버티는 운동)을 하며 호흡을 제대로 하는 것을 우선 추천한다. 예를 들어 팔꿈치를 대고 하는 플랭크 운동이 좋다. 또는 등이 말려 있는 사람들이라면, 토끼 자세에서 고관절을 90도 이상 접어 앉

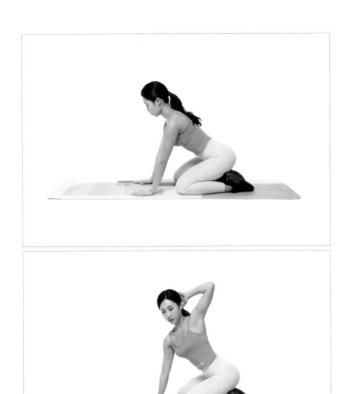

토끼 자세에서 몸통 회전시키는 자세

아 한 손은 바닥을 향해 뻗고 다른 한 손은 허리에 둔다. 정수리부터 꼬리뼈를 축으로 한쪽씩 몸통을 회전시켜 가슴을 활짝 펴주면 도움이 된다. 이렇게 운동하기 전 내 몸을 알고 올바른 스트레칭을 해주어 몸을 풀어준다면 부상을 예방할 수 있다.

운동 출발: 체형 교정도 되어야
제대로 된 운동이다

체형을 결정하는
세 가지 기본 요소

우리가 운동 처방을 할 때 대중적으로 쓰이는 체형 분류는 미국 심리학자 윌리엄 셸던(William H. Sheldon)의 체형 분석법에 근거한다. 셸던은 체형을 결정하는 세 가지 기본 요소로 배엽(胚葉, Germinal Layer)을 든다. 배엽은 수정란이 발생, 성장하는 과정에서 세포분열을 거듭할 때 나타나는 3개 세포층인 내배엽, 중배엽, 외배엽을 총칭하는 말이다. 셸던은 세포의 내배엽에서 유래하는 내장, 중배엽에서 생기는 결합조직(뼈와 연골, 근육), 외배엽에서 발생한 피부조직과 신경조직의 비율에 따라 사람이 세 가지 체형으로 나뉜다고 보았다.

셸던의 분류법에 따라 사람들의 외적인 신체 특징을 세 가지로 분류한 것이 내배엽형, 중배엽형, 외배엽형이다. 내배엽형은 둥글고 부드러운 신체, 중배엽형은 네모지고 근육질, 외배엽형은 마르고 왜소한 체형으로 구별된다. 내 체형이 어디에 속하는지를 알면 체력도, 적당한 운동량과 체중 조절도 가능할 수 있다. 체형은 타고난 것도 있지만 후천적으로 어떤 환경에 노출되고 어떤 자극을 주었느냐에 따라 얼마든지 바뀔 수 있다. 내게 맞는 운동법을 찾아 규칙적으로 운동하면서 건강하고 올바른 생활 방식과 식이 조절을 제대로 한다면 타고난 체형을 바꾸고 누구나 건강한 삶은 물론 원하는 신체와 체력을 증진시킬 수 있다.

내배엽형

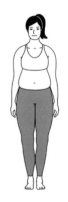

1. 다부진 골격과 상대적으로 큰 신체 중심부 (Midsection)와 둔부가 특징
2. 신체 전반적으로 다량의 지방이 존재
3. 쉽게 지방량이 늘지만 지방량을 낮추긴 어려움
4. 잠재적인 갑상샘 및 당뇨병 등의 이유로 선천적으로 낮은 신진대사량. 주로 앉아 있는 생활 방식과 일로 인해 에너지 소비량보다 섭취량이 많은 경우가 대부분임

중배엽형

1. 평균적인 골격과 둔부보다 넓은 어깨가 특징
2. 전반적인 '운동선수' 체형으로 근육계
3. 효율적인 신진대사량. 상대적으로 근육 생성과 지방 감소가 쉽게 이루어짐

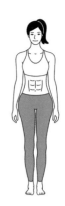

외배엽형

1. 키에 비해 좁은 어깨와 둔부가 특징
2. 뼈 길이에 대비해 적은 근육량
3. 평균보다 높은 신진대사량으로 인해 근육 생성이 어려움
4. 잠재적인 식이장애(예: 거식증, 과식증)가 있음
   (BMI가 17 이하일 경우)

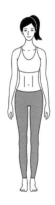

마른 체형: 외배엽형을
위한 운동 루틴

살이 안 쪄서
고민이에요

일반적으로 마르고, 체지방도 적고, 근육도 적은 사람들을 외배엽 형에 속한다고 말한다. 의외로 마르고 살이 안 쪄서 고민하는 분들이 많다. 이러한 체형을 가진 사람들은 신진대사율이 매우 높아서 근육 크기를 증가시키는 것이 한계가 있다. 열심히 하는데도 근육 성장이 느리다고 느껴지기 때문에 쉽게 싫증을 내거나 포기하기도 쉽다. 그러므로 인내심을 가지고 꾸준히 트레이닝하는 자세가 필요하다. 장기적으로 근육 성장 위주의 프로그램을 가지고 트레이닝 한다면, 분명 근육이 체중 절반을 차지하게 될 것이다.

이런 체형은 큰 근육 위주로 운동하는 것이 도움이 된다. 예를 들어 레그 익스텐션, 한 근육만 사용하는게 아닌 복합으로 사용할 수 있는 스쿼트와 같은 운동을 추천한다. 단 큰 근육만 운동해서는 안된다. 복합 운동을 하기 전에 레그 익스텐션으로 관련 부위를 활성화시켜주고, 스쿼트 운동의 세트 수를 늘려 강도 있게 집중하는 것도 좋다.

스쿼트, 데드리프트, 벤치프레스와 같은 운동은 다양한 근육이 동원되서 사용되는 만큼 땀도 많이 나고 그만큼 어렵다. 운동하기 전에 꼭 사용하게 될 근육 및 관절을 스트레칭해 준 이후에 중량과 강도를 점진적으로 올리는 것을 추천한다.

또한 마른 체형은 집에서 홈트 운동만 하는 것보다는 헬스장에서 어느 정도의 중량을 들고 운동을 병행하는 것이 좋다. 집에서 하는 운동은 헬스장에서 부상 없이 올바르게 운동하기 위해서 보조 연습이라고 생각하면 된다.

의자 스쿼트

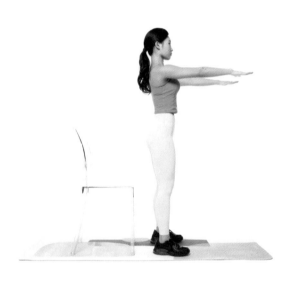

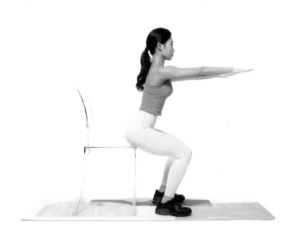

1. 양손을 가슴 위에 X자로 둔다.

2. 상체를 바르게 세우고, 호흡을 들이마시며 고관절, 무릎 순서대로 구부
   리며 내려가 엉덩이 정중앙이 의자에 닿게 한다.

3. 내쉬는 호흡에 발바닥으로 지면을 밀어내며 처음 자세로 돌아온다.

4. 20회씩 4세트 반복한다.

밴드 데드리프트

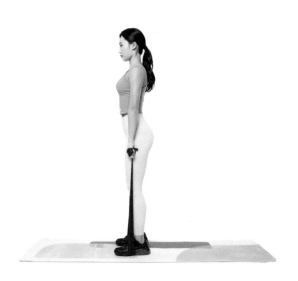

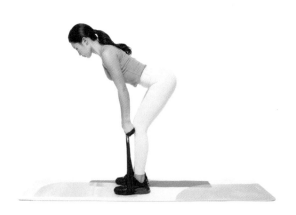

1. 밴드 또는 긴 봉을 준비한다.

2. 양발을 어깨너비로 벌리고 바르게 선다.

3. 양 발바닥 정중앙에 밴드를 넣고 양손으로 밴드 끝을 움켜잡는다. 이때, 좌우 길이가 동일해야 한다. 봉을 사용할 경우 발은 어깨너비, 그립은 어깨너비보다는 넓게 잡는다

5. 호흡을 들이마시고, 허리가 구부러지지 않게 힙 힌지를 만들며 내려간다. 이때 밴드는 바지선을 따라 엉덩이 옆, 무릎 옆, 정강이를 스치며 내려가고 긴 봉은 허벅지 위, 무릎 위, 정강이를 스치며 내려간다.

6. 호흡을 내쉬면서 날개뼈를 뒤로 모으며, 다시 처음 자세로 돌아온다.

7. 20회씩 4세트 반복한다.

외배엽형 운동 루틴 #3

푸시업

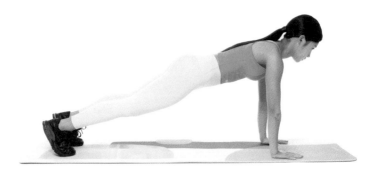

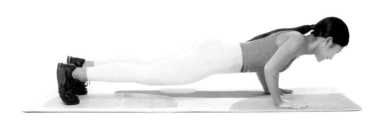

1. 무릎을 구부려 바닥에 대고, 양손을 가슴 아래로 쭉 뻗어 어깨너비로 둔다.

2. 무릎부터 정수리가 사선이 되게 몸의 정렬을 맞춘다.

3. 호흡을 들이마시고, 팔꿈치를 구부려 내려간다.

4. 내쉬는 호흡에 손바닥으로 바닥을 밀어 처음 자세로 돌아온다.

5. 20회씩 4세트 반복한다. 이때 허리가 과하게 꺾이지 않도록 복부에 긴
   장을 유지해야 한다.

골격은 크고 지방만 많은 체형: 내배엽형을 위한 운동 루틴

지방에 가린 내 근육,
어떻게 해야 하나

내배엽형은 힘도 세고 몸집도 크지만 지방에 가려 근육이 잘 보이지 않는다. 골격이 크기 때문에 중량 다루는 데에는 큰 문제점은 없다. 하지만 신진대사가 느려 체지방을 감소시키는 데는 노력이 필요하다. 체중을 줄이기 가장 힘든 체형이다.

이 체형은 심폐강화 운동에 중점을 두고 시작해야 하고 운동 빈도수를 늘려야 한다. 외배엽형과는 달리 웨이트 운동 후에 유산소 운동을 주 5~6회를 실시하고 1회당 30~40분 이상은 실천해야 한다.

유산소운동을 할 때에는 최대심박수 60~70%로 도달하게 해야 한다(2장 참고). 근력운동은 운동 사이의 휴식을 최소화해 운동을 하고, 세트를 다양하게 해주어야 한다. 지속적으로 유산소와 무산소 운동을 실시한다면 신진대사의 효율이 높아지기 때문에 체지방 감소에 효과를 볼 것이다.

뒤로 다리 접기와 푸시업

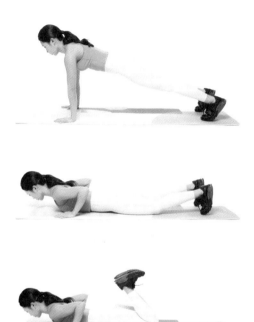

1. 가슴을 바닥에 대고 엎드린다. 양손을 가슴 옆에 두고 호흡을 마신다.

2. 내쉬는 호흡에 두 다리를 바깥쪽으로 접어 엉덩이에 닿는다는 느낌으로 구부린다.

3. 다시 호흡을 들이마시면서 발끝으로 바닥을 지탱하며 팔꿈치를 쭉 편다.

4. 내쉬는 호흡에 무릎을 바닥에서 들어 버틴다. 이때 복부에 힘을 단단히 주며 발, 골반, 머리가 사선이 되도록 자세를 유지한다.

팔 벌려 뛰기

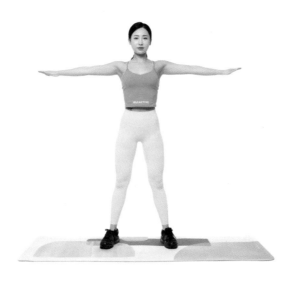

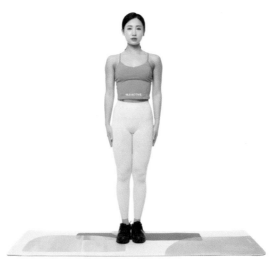

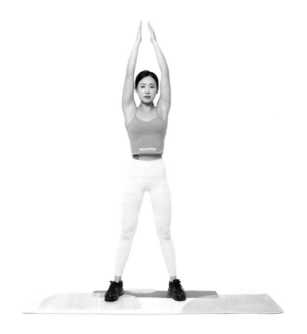

1. 두 다리를 어깨너비로 벌리고 정면을 바라보고 바르게 선다.

2. 호흡을 들이마시고 양손을 어깨 옆으로 나란히 한다.

3. 내쉬는 호흡에 양손을 머리 위로 올려 박수를 친다.

4. 60초 동안 운동하고 30초 휴식을 취한다.

슬로우 버피

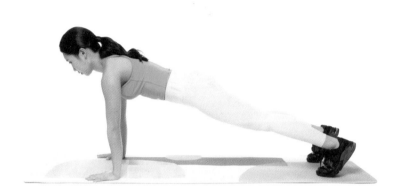

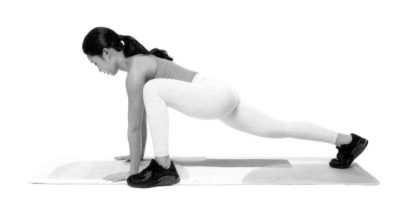

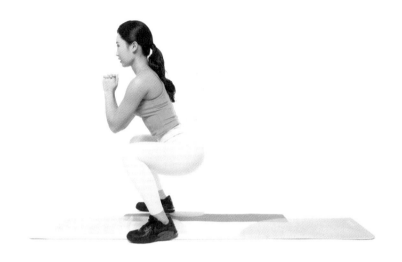

1. 무릎은 골반 아래, 손은 어깨 아래에 수직으로 두고 무릎을 어깨너비로
   벌린다.

2. 호흡을 들이마시고, 내쉬는 호흡에 양팔을 쭉 뻗고 무릎도 쭉 뻗어 뒤꿈
   치부터 정수리까지 몸이 사선 형태가 되도록 만든다.

3. 다시 호흡을 들이마시고 한 다리씩 양손 옆으로 무릎을 구부려 가져온다.

4. 호흡을 내쉬며 스쿼트 자세를 한 뒤 다시 처음 자세로 돌아가 반복한다.

5. 60초 운동하고 30초 휴식을 취한다.

스윙 스쿼트

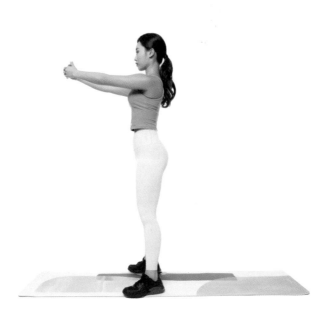

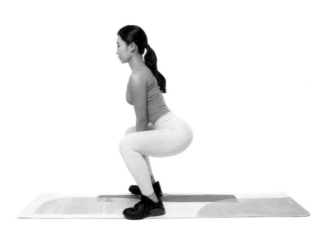

1. 양손에 공을 잡았다고 생각하고 스쿼트 자세를 만든다.

2. 숨을 들이마시면서 손을 양 무릎 사이로 넣어준다.

3. 숨을 내뱉으면서 양손을 이마 사선 위로 가져간다.

4. 60초 운동하고 30초 휴식한다.

타고난 근육질로 체형 딜레마: 중배엽형을 위한 운동 루틴

이상적인 역삼각형, 그러나 변화가 필요하다

중배엽 체형은 전체적으로 몸이 강한 느낌이고, 근육이 잘 발달되는 체형이다. 근육질이 좋고 어깨와 허리 비율도 좋고 골반보다 어깨가 넓어서 이상적인 역삼각 체형을 이루고 있다. 다른 체형의 사람들보다는 더 좋은 운동 효과를 볼 수가 있다. 근골계나 순환계쪽으로 발달되어 있어 소화능력도 뛰어나지만 활동량이 없을 때 과식을 하게 된다면 순식간에 배와 허리 부분에 체지방이 붙게 된다.

중배엽형은 긴장과 수축시키는 동작에서는 원활하고 이완할 때는 유연성이 부족해 고중량을 들다가 다치는 경우가 많다. 그러기 때문에 정확한 자세를 유지하며 운동 강도도 적당함을 유지하는 것이 좋다. 이 체형은 반대되는 근육운동을 추천한다. 미는 운동을 했다면 당기는 운동, 구부리는 운동을 했다면 펴는 운동을 하는 게 좋다.

예를 들어 프레스를 했다면 로 운동 또는 구부리는 이두 운동을 했다면 반대로 펴는 운동을 해야 한다. 정리하자면, 몸의 무게가 한쪽으로 쏠리지 않도록 균형을 잡아주는 운동을 해야 한다.

중배엽형 운동 루틴 #1
시티드로우

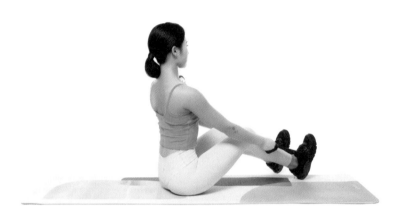

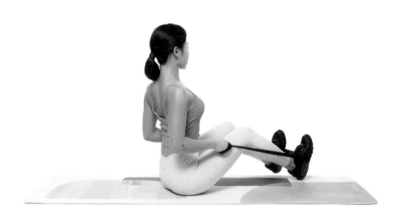

1. 발바닥 중앙에 밴드를 걸고 허리를 펴고 똑바로 앉는다.

2. 양발의 간격을 어깨너비로 하며 무릎을 구부린다.

3. 밴드 끝자락을 잡고 호흡을 들이마시고, 내쉬는 호흡에 날개뼈를 뒤로 모으고 어깻죽지를 활짝 펴며 팔꿈치를 구부려 몸쪽으로 당겨준다.

5. 20회씩 4세트 반복한다.

중배엽형 운동 루틴 #2

스쿼트

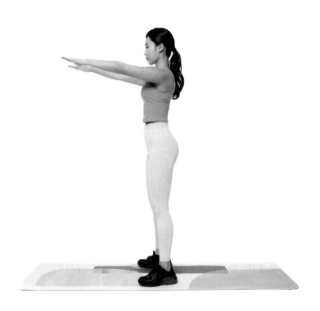

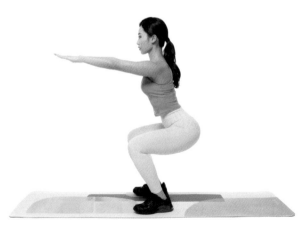

1. 두 다리를 어깨너비로 벌리고 양손을 가슴 앞으로 나란히 둔다. 이때 어깨가 빠지지 않게 겨드랑이에 힘을 주어야 한다.

2. 호흡을 들이마시고, 고관절과 무릎관절을 접으며 내려간다.

3. 내쉬는 호흡에 발바닥으로 지면을 밀어내며 일어난다.

4. 20회씩 4세트 반복한다.

5. 휴식 시간 없이 바로 데드리프트 운동(다음 페이지)으로 넘어간다.

중배엽형 운동 루틴 #3

데드리프트(루마니안)

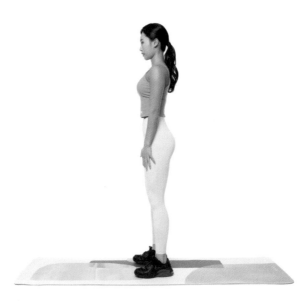

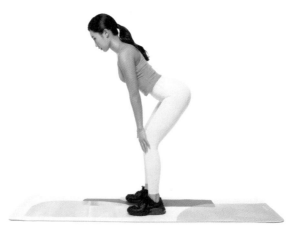

1. 두 다리를 골반 너비로 벌리고 양손을 허벅지 앞에 올려놓고 바르게 선다.

2. 호흡을 들이마시면서 고관절을 접고, 양손으로는 허벅지 무릎 정강이를
   스쳐 내려간다.

3. 내쉬는 호흡에 발바닥으로 지면을 밀어내며 올라온다.

4. 20회씩 4세트 반복한다.

랫풀다운

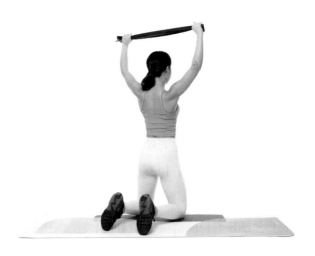

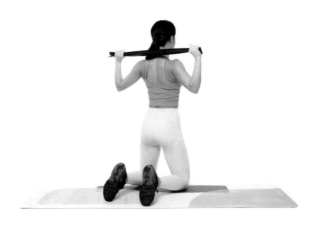

1. 밴드 양쪽을 동일한 길이로 잡고 어깨 너비보다 넓게 끝자락을 잡는다.

2. 호흡을 들이마시고 양손을 머리위로 쭈욱 뻗는다.

3. 내쉬는 호흡에 겨드랑이에 힘을 주고 어깻죽지가 들리지 않게 날개뼈를 아래로 모아준다.

4. 20회씩 4세트 반복한다.

숄더프레스

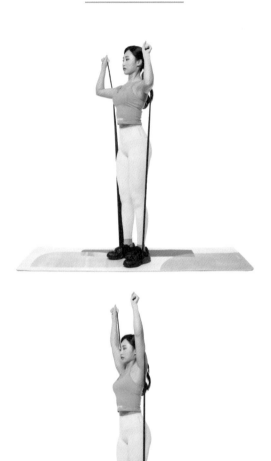

1. 어깨너비로 벌리고 서서 양쪽 발바닥 중앙에 밴드를 놓는다.

2. 좌우 길이를 동일하게 해 밴드 끝을 잡는다.

3. 숨을 들이마시면서 양손 어깨 옆으로 밴드를 가져온다.

4. 내쉬는 호흡에 밴드를 머리 위로 쭉 뻗어준다.

5. 20회씩 4세트 반복한다.

중배엽형 운동 루틴 #6

덤벨 바이셉스 컬

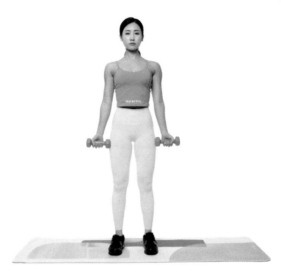

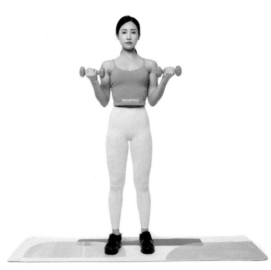

1. 양손에 덤벨을 하나씩 쥐고 양발을 어깨너비로 벌린다. 덤벨이 없다면 500ml 생수병을 사용해도 된다.

2. 팔꿈치를 펴서 양 손바닥이 정면을 향하도록 골반 바로 옆에 둔다.

3. 어깨가 앞으로 빠지지 않도록 주의하면서 호흡을 들이마시면서 팔꿈치를 접어 90도를 만든다.

4. 내쉬는 호흡에 팔꿈치를 접어 덤벨이 어깨 앞쪽에 가까워지도록 접는다.

5. 다시 천천히 숨을 들이마시며 90도 위치로 내리고, 내쉬는 호흡에 어깨 쪽으로 접는다.

6. 20회씩 4세트 반복한다.

중배엽형 운동 루틴 #7
딥스-삼두운동

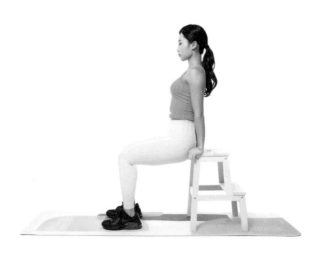

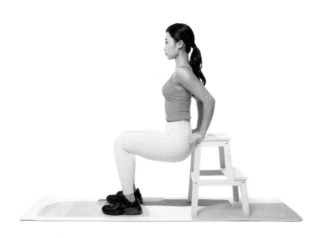

1. 침대 또는 의자 끝자락에 앉는다.

2. 양손은 어깨너비보다 약간 넓게 벌려 의자 끝을 손바닥으로 감싸 잡는다.

3. 두 다리도 골반 너비로 벌리고 엉덩이와 무릎의 각도가 90도가 되도록
   한다.

4. 호흡을 들이마시며 팔꿈치를 구부리고, 꼬리뼈가 의자에서 떨어지지 않
   게 내려간다.

5. 내쉬는 호흡에 복부 긴장을 풀지 않는 상태에서 팔꿈치를 펴서 올라온다.

푸시업

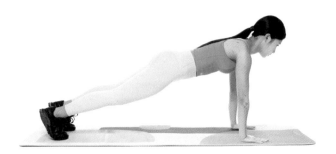

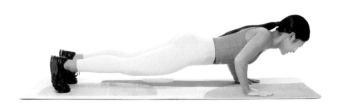

1. 두 다리를 어깨너비로 벌리고 양손을 가슴 아래에 수직으로 둔다.

2. 호흡을 들이마시고, 팔꿈치를 옆구리 쪽으로 접어 내려간다.

3. 팔꿈치가 옆구리 쪽에 오면 호흡을 내쉬면서 손바닥으로 지면을 밀며 위로 올라온다.

4. 20회씩 4세트 반복한다.

상체 비만 탈출을 위한
운동 루틴

반팔의 계절,
여름아 비켜라!

여름이 다가오면 누구나 슬림하고 탄탄한 팔 라인을 원한다. 스트레칭부터 운동까지 순환이 잘될 수 있도록 워밍업을 해준 이후에 운동을 하면 상체 군살을 제거하는 데 효과적이다.

상체 비만 탈출 루틴 #1

힙 힌지+렛풀다운

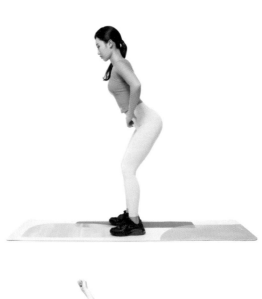

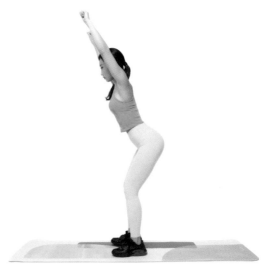

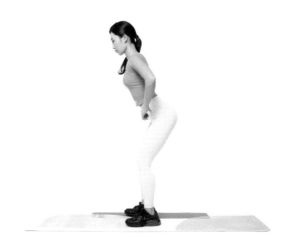

1. 고관절을 접어 힙 힌지 자세를 만든다. 허리에 부담이 가지 않게 앞뒤의 체중 균형을 위해 무릎을 구부려 기마 자세로 만든다.

2. 호흡을 들이마시고, 팔꿈치를 펴서 양손을 머리 위, 귀 옆으로 보낸다.

3. 내쉬는 호흡에 팔꿈치를 구부려 W 모양을 만들어 옆구리 옆으로 가져온다.

4. 20회씩 4세트 반복한다.

엘보 플랭크+팔꿈치 펴고 어깨 터치

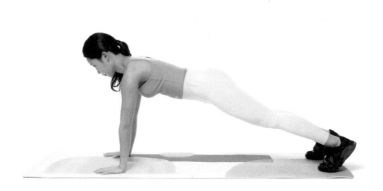

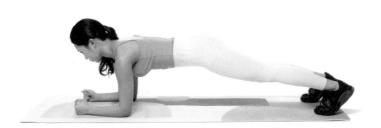

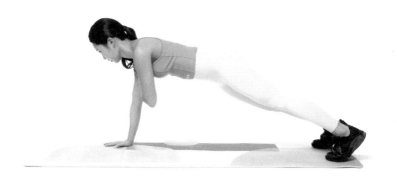

1. 발과 팔꿈치 사이 간격을 어깨너비로 만든다.

2. 팔꿈치는 가슴 아래 수직으로 두고 무릎은 펴서 발끝을 세운다.

3. 호흡을 들이마시고 내쉬는 호흡에 팔꿈치를 펴서 손바닥으로 지지한다.

4. 자세를 유지한 상태에서 다시 들이마시고, 내쉬는 호흡에 한 손으로만
   몸을 지탱해서 반대쪽 쇄골 위를 터치한다.

5. 20회씩 4세트 반복한다.

상체 비만 탈출 루틴 #3
힙 힌지+벤트오버 레이즈

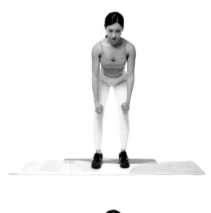

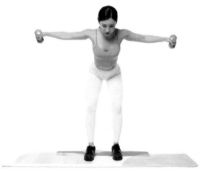

1. 기마 자세에서 복부에 긴장감을 주어 척추를 바르게 세운다.

2. 호흡을 들이마시고, 양손을 무릎 앞쪽에 둔다.

3. 내쉬는 호흡에 양손을 어깨 옆으로 뻗어 뒤쪽 날개뼈를 모아준다.

4. 20회씩 4세트 반복한다.

Tip 가슴이 너무 굽지 않도록 주의하고, 허리가 꺾이지 않도록 주의한다.

하체 비만 탈출을
위한 운동 루틴

꽉 끼는 바지는 이제 안녕,
'하비 탈출'을 위해!

여성 중 절반 이상이 예쁜 청바지를 입지 못해 스트레스를 받고 있다. 하체 비만을 탈출하기 위해 식이 조절은 물론 꾸준한 운동을 해도 변화가 없어 심지어 굶기까지 한다. 그런데도 변화가 없는 경우는 틀어진 자세로 인한 신체 불균형 때문일 수 있다. 몸의 중심인 골반이 틀어지면 체형의 불균형은 물론 순환이 원활하지 않아 노폐물 배출이 제대로 되지 않는다. 배출되지 못한 노폐물이 쌓이고 쌓여 부종으로 나타나고, 시간이 지나 지방으로 남는다. 따라서 이런 체형은 지방을 태우기 이전에 올바른 자세를 먼저 잡고 운동을 해야 한다.

백런지

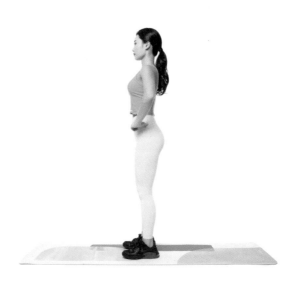

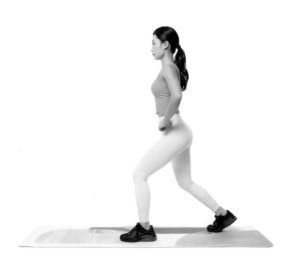

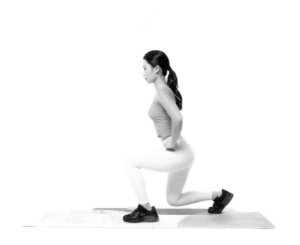

1. 두 다리를 골반 너비로 벌리고 상체를 바르게 세워 선다.

2. 골반은 정면 그대로 유지하고 한 다리만 뒤로 뻗어준다. 다리를 뒤로 뻗
   을 때 너무 과하게 보내지 말고 어깨너비만큼 적당한 간격을 둔다.

3. 호흡을 들이마시고, 두 다리의 무릎을 구부려 90도를 유지한다.

4. 내쉬는 호흡에 앞쪽 발바닥의 힘을 강하게 주어 지면을 밀어 다시 처음
   자세로 올라온다.

5. 20회씩 4세트 반복한다.

하비 탈출 운동 루틴 #2
원레그 데드리프트

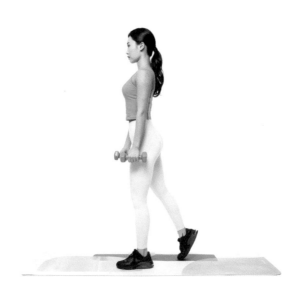

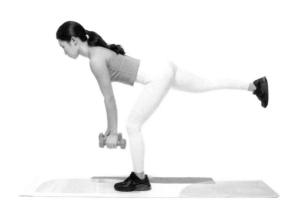

1. 두 다리를 골반 너비로 벌리고 한쪽 발은 지면을 지지하고 다른 발은 뒤로 뻗어 앞꿈치로 지면을 지지한다.

2. 호흡을 들이마시고, 오른쪽 다리의 고관절을 먼저 접고 오른 무릎을 구부린다. 양손으로 오른 허벅지와 무릎, 정강이를 스친다. 이때 뒤로 뻗어 있던 발은 골반 높이 정도로 위로 올려 든다.

3. 호흡을 내쉬면서 지탱하고 있는 발바닥으로 지면을 밀어내며 밸런스를 잡아 천천히 올라온다.

4. 20회씩 4세트 반복한다.

와이드 스쿼트

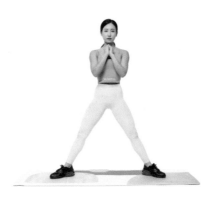

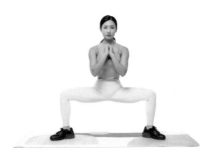

1. 두 다리를 어깨너비 두 배로 벌린다.

2. 무릎을 연 만큼 발끝도 무릎에 부담스럽지 않을 정도로 자연스럽게 열어 준다.

3. 호흡을 들이마시고, 두 번째 발가락 방향으로 무릎을 구부리며 내려간다.

3. 내쉬는 호흡에 발바닥으로 지면을 밀면서 올라온다.

4. 20회씩 4세트 반복한다.

처진 가슴과 굽은
등을 위한 운동 루틴

현대인의 트레이드마크,
틀어진 자세에서 벗어나자

스마트폰과 태블릿, PC와 노트북 등 많은 시간 책상에 앉아 고개를 앞으로 숙여 생활하는 시간이 늘어나면서 거북목, 일자목, 굽은 등과 구부정한 허리 등 틀어진 자세는 현대인의 트레이드마크가 된 듯하다. 바쁜 시간이지만 틈틈이 생활 속에서 할 수 있는 간단한 운동을 꾸준히 해준다면 유연한 몸뿐 아니라 바른 자세를 되찾을 수 있다.

흉추 스트레칭

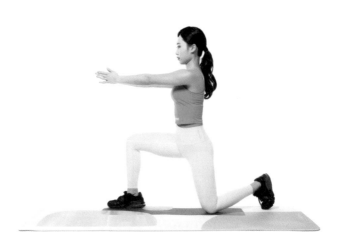

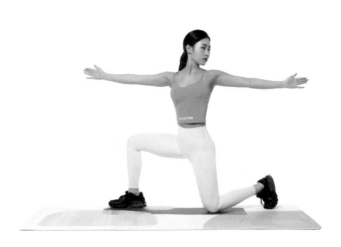

1. 왼쪽 무릎을 앞으로 구부리고 오른쪽 무릎은 몸 뒤쪽으로 구부린다.

2. 왼손을 가슴 앞쪽으로 쭉 뻗고 오른손도 그에 마주하게 둔다.

3. 호흡을 들이마시고, 내쉬는 호흡에 왼손을 등 뒤로 보내며 상체를 회전

   시켜준다.

4. 같은 방법으로 반대쪽도 해준다.

5. 5회씩 2세트 반복한다.

구부정한 체형 타파 루틴 #2
토끼 자세

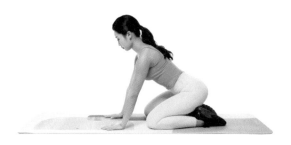

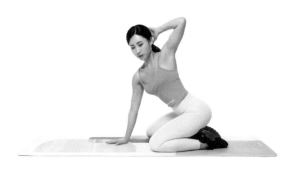

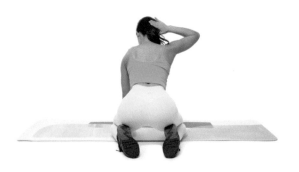

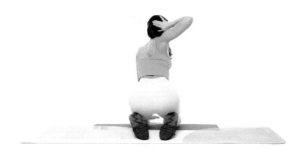

1. 고관절을 접어 무릎을 꿇는다.

2. 양손을 바닥에 내려놓고 상체를 바르게 편다.

3. 호흡을 들이마시고, 팔꿈치를 구부려 오른손을 머리 뒤쪽에 댄다.

4. 내쉬는 호흡에 구부린 팔의 오른쪽 상체를 활짝 열어준다

5. 같은 방법으로 반대쪽도 해준다.

6. 5회씩 2세트 반복한다.

구부정한 체형 타파 루틴 #3
누워서 흉추 회전하기

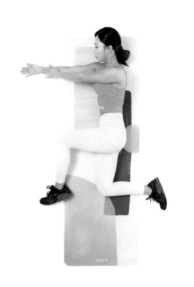

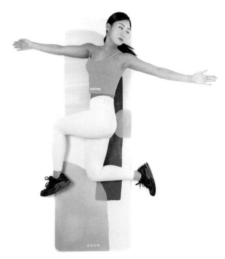

1. 왼쪽으로 누워 오른쪽 다리의 골반을 90도로 구부린다. 왼쪽 다리는 정 수리와 일직선이 되도록 쭉 뻗어준다.

2. 왼손을 가슴 앞으로 뻗고 오른손도 그 위에 올려놓는다.

3. 호흡을 들이마시고, 내쉬는 호흡에 골반은 고정된 상태에서 상체만 왼 쪽으로 회전시킨다.

4. 같은 방법으로 반대쪽도 해준다.

5. 5회씩 2세트 반복한다.

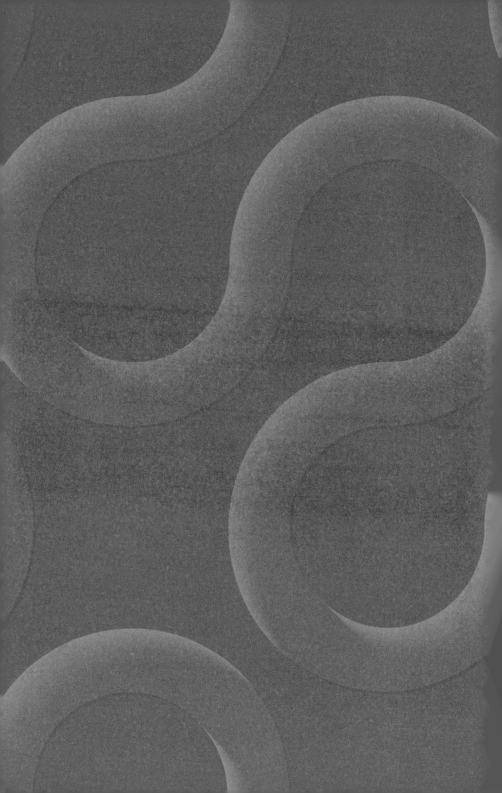

3장

틈새 PT:

운동에도 틈새시장이 있다

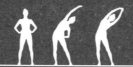

하루 8시간 앉아 있는 당신, 이것만은 반드시

갑자기 찾아오는 통증,
내가 편하게 앉아 있기 때문이라고?

장시간 동안 앉아 있으면 허리에 좋지 않다. 건강에도 이롭지 않다. 뻔한 이야기지만, 한번쯤은 들어보았을 내용이다. 그런데 정작 한 귀로 듣고 한 귀로 흘려버린다.

앉아 있는 동안 어떤 자세를 해야 개선이 되는지 궁금해하는 사람도 있다. 그러나 괜히 사무실에서 일하는데 집중이 잘 안될 것 같고 움직이기 귀찮기도 해서 다시 포기해버린다. 잠깐 5~10분 움직인다고 과연 변화가 있을까 하는 마음이 들면서 궁금증이 이내 식어버린다.

그러나 알아둘 것이 있다. 내가 편한 자세는 곧 틀어진 자세가 된다. 대다수는 올바른 자세를 오래 지속하지 못한다. 하루에 8시간, 5일 동안 40시간을 그렇게 되면 예상치도 못한 통증이 찾아온다. 무너진 몸으로 체력 또한 떨어지게 된다. 틀어진 자세가 4~8시간 지속되면 건강에 정말 치명적이다. 그런 부분을 무시한 채 마냥 아름다운 몸매를 갖고자 한다. 그저 욕심일 뿐이다.

물론 올바른 자세를 유지하는 것이 결코 쉬운 일은 아니다. 그러나 평소 생활 속에서 올바른 자세를 알고 유지하려고 실천한다면 더 건강하고 아름다운 몸매를 가질 수 있다. 이 운동 순서법대로만 따라 하면 이전보다 훨씬 자세가 개선되며, 달라지는 몸을 보며 운동하는 데 재미도 얻게 될 것이다.

하루 9시간 동안 앉아서 근무하는 회원님이 있었다. 앉아 있는 시간이 많아 엉덩이 근육이 상당히 이완되어 있었다. 그래서 힘을 쓰는 법(수축)을 몰랐다.

가장 큰 문제점은 운동이 아닌 평소 자세 습관이라는 것을 운동 시작 후 2~3주 이후에야 스스로 인지했다. 그 후 일상생활 속에서 자세를 교정하려고 노력했고, 올바른 자세를 유지하려고 했다. 놀랍게도 운동할 때 엉덩이 힘을 잘 사용하기 시작했고, 단 2개월 만에 밋밋했던 엉덩이가 생겼다. 그뿐만 아니라 상체가 펴진 스스로의 모습을 보며 자신감이 올라간 모습을 볼 수 있었다.

2시간 이상 너무 오래 앉아 있는 시간과 잘못된 자세는 피하자! 그때마다 굳은 몸을 스트레칭해 주자. 어렵지 않다. 바로 움직이면 된다. 그러면 굳어 있던 신체가 풀리면서 더욱 건강해 진다. 아름다운 몸을 갖고자 한다면 정답은 아주 가까이에 있다. 하루에 얼마나 움직이는지 생각해 보고, 1시간에 5분씩이라도 움직여 몸을 스트레칭해 줘야 한다.

다음 페이지부터 나와 있는 스트레칭을 꾸준히 따라 해보자. 찌뿌둥했던 몸이 한결 가벼워지고 틀어진 자세도 고쳐질 것이다.

스트레칭 하기 전, 바르게 앉기

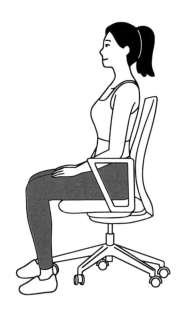

1. 엉덩이 좌골, 튀어나와 있는 뼈가 의자에 지그시 눌리도록 앉는다.

2. 발목과 무릎이 90도가 되도록 해주고, 양 무릎 간격은 주먹 하나가 들어갈 정도로 편하게 벌려준다.

3. 허리는 약간 S자 형태가 되도록 한다. 위 그림과 같은 굴곡이 된 의자가 아닌 일자 형태의 의자라면, 수건이나 푹신한 쿠션을 허리에 대어주는 게 좋다.

4 마지막으로, 어깨가 앞으로 말리지 않게 가슴을 들어 상체를 펴준다.

의자 스트레칭 #2

엉덩이 근육 이완(다리 교차)

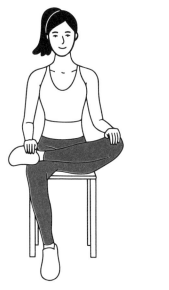
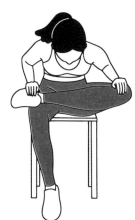

1. 바르게 앉은 자세에서 왼쪽 다리를 오른쪽 다리에 자연스럽게 올린다.

2. 엉덩이가 의자에서 뜨지 않게 주의하며, 왼손은 왼쪽 무릎에, 오른손은 왼쪽 발목 위에 둔다.

3. 천천히 호흡을 들이마시고 내쉬는 호흡에 엉덩이가 들리지 않도록 상체를 숙여 엉덩이 근육을 늘려준다는 느낌으로 내려간다.

4. 상체를 숙인 상태로 10초간 유지한 후 다리를 바꿔서 다시 내려간다. 이때 허리를 편 상태로 내려가도록 한다.

슈퍼맨 동작(가슴 펴주기)

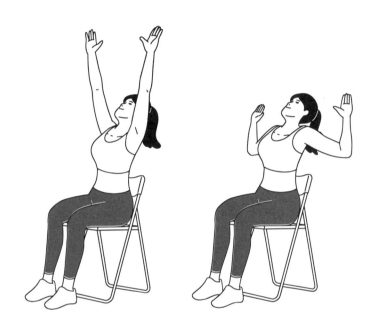

1. 바르게 앉은 상태에서 호흡을 들이마시고 내쉬는 호흡에 양손을 머리 위로 뻗어준다. 이때 시선은 정면을 향한다.

2. 양손을 귀 뒤로 보낸 상태에서 다시 호흡을 들이마신다. 이때 시선은 천장을 바라보고, 내쉬는 호흡에 팔꿈치를 구부려 옆구리로 당겨온다.

3. 총 3회 반복한다. 횟수는 개인에 따라 선택해도 좋다. 단 허리가 뒤로 꺾이지 않도록 주의한다.

허리 풀어주기

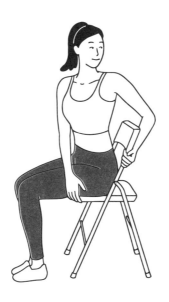

1. 바르게 앉은 상태에서 호흡을 들이마시고, 오른손으로 의자 등받이를 잡
   고, 내쉬면서 왼손으로 대각선 방향으로 오른쪽 의자 바깥쪽을 잡은 다
   음 몸을 돌린다.

2. 몸은 돌릴 때, 호흡을 크게 내쉬며 스트레칭한다.

3. 똑같은 방법으로 반대 방향으로 한다.

옆구리 이완

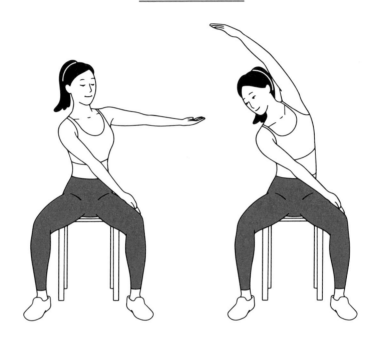

1. 바르게 앉은 상태에서 오른손으로 왼쪽 허벅지 바깥쪽을 잡는다.

2. 호흡을 마시면서 왼손을 천장을 향해 위로 쭉 뻗는다.

3. 내쉬는 호흡에 왼쪽 옆구리를 오른쪽으로 쭉 뻗어 근육을 늘려준다. 이
   때 왼쪽 엉덩이가 들리지 않도록 주의하며 지그시 누른다.

4. 그 자세에서 10초를 유지한다. 반대쪽도 동일한 방법으로 늘려준다. 총
   2세트 진행한다.

의자 스트레칭 #6
팔 스트레칭

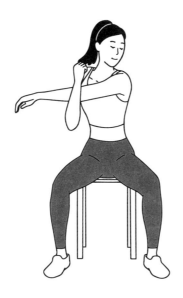

1. 바르게 앉은 상태에서 오른팔을 옆으로 쭉 뻗어준다.

2. 호흡을 들이마시고 왼쪽 팔꿈치를 구부려, 오른쪽 손목 바깥쪽에 댄다.

3. 내쉬는 호흡에 팔을 왼쪽 가슴 쪽으로 당기면서 오른쪽 바깥 팔을 쭉 늘려준다.

4. 그 자세에서 10초를 유지한다. 반대쪽도 동일한 방법으로 늘려준다. 2세트 진행한다.

목 스트레칭

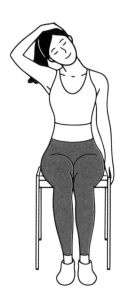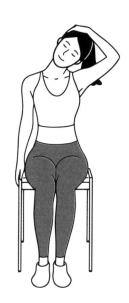

1. 바르게 앉은 상태에서 오른 손가락으로 왼쪽 귀를 감싼다.

2. 호흡을 들이마시면서 왼손을 바닥을 향해 편안하게 내린다.

3. 호흡을 내쉬는 호흡에 오른손 손바닥으로 고개를 지그시 눌러준다.

4. 그 자세에서 10초를 유지한다. 반대쪽도 동일한 방법으로 늘려준다. 2세
   트 진행한다.

운동할 시간이 없다면, 실외에서 이렇게만 따라하자

출퇴근길 간단한
운동 루틴

이제는 운동할 시간이 안 난다는 핑계 아닌 핑계를 댈 수 없다. 마음만 먹으면 어디서든 할 수 있는 것이 바로 운동이기 때문이다. 시간을 비워둘 필요 없이 생활 속 틈새 운동을 노리면 된다.

꼭 땀을 비 오듯이 많이 흘려야 하고 숨이 차야지만 운동이 아니다. 하루에 단 10분조차도 움직이지 않던 사람이 짧은 시간을 내어 안 쓰는 근육을 잠깐이라도 움직인다면 그것 또한 운동이라 할 수 있다.

가끔씩 몰아서 1~2시간 하는 운동보다 자투리 시간을 이용하더라도 매일 15분씩 꾸준히 하는 운동이 더 효과적이다. 운동을 제대로 시작하기 어렵다면, 이 틈새 운동을 통해 일상생활에서의 올바른 자세와 즐거움을 얻으면 된다. 그 이후 운동을 하면 시간 대비 효율적이다.

만약 현재 운동을 하고 있는데, 몸에 큰 변화가 오지 않고 오히려 자세가 틀어진다면 일상생활에서 습관적인 자세를 볼 필요가 있다. 생활 습관에서 자세가 잘못되었다면, 자세를 우선 개선하면 된다. 그러면 운동의 효율성이 더 높아질 수 있다.

자세는 평소 습관에서 드러난다. 출퇴근 시 어떻게 내 몸을 건강하게 사용할 수 있는지, 점심시간에 불룩한 배를 어떻게 소화시켜 각종 질환을 예방할 수 있는지, 생활 속에서 간단하게 할 수 있는 운동 방법을 찾아보자. 이렇게 일상 속 루틴을 배워 자투리 시간을 이용한다면 효율적인 움직임으로 이전보다는 삶의 질이 높아질 것이다.

지하철에서는
서서 가세요

집에서 지하철역까지 혹은 지하철역에서 회사까지 거리가 버스로 두세 정거장 정도라면, 대중교통을 이용하는 것보다는 빠르게 걷는 것을 추천한다. 회사에 가서 앉아 있을 시간이 많을 텐데, 적어도 출퇴근에는 대중교통을 이용할 때 서서 가기를 추천한다. 마

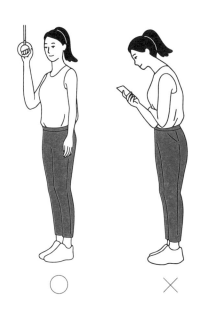

냥 힘들게 서 있는 게 아닌 조금 더 간단하고 쉬운 방법을 통해 안 쓰던 근육을 사용해 보면 된다. 대중교통은 멈춰 있는 환경이 아니라 계속 움직이기 때문에 추가적으로 하체와 코어에도 단단하게 힘을 주며 한다면 효과는 두 배가 된다.

먼저 서서 갈 때는 마냥 서 있지 말고 두 다리를 골반 너비로 벌린다. 한 손으로 손잡이를 잡은 다음 호흡을 들이마시고, 어깨를 으쓱하며 위로 올렸다가 내쉬는 호흡에 겨드랑이에 힘을 강하게 준다. 이때 어깨 위쪽이 힘이 들어오는 것이 아닌 옆구리쪽으로 힘이 강하게 들어오게 된다.

두 다리는 골반 넓이보다는 좁게 만든다. 발바닥에는 온 힘을 다해 주고, 호흡을 들이마셔 복부에 긴장감을 준다. 그다음 호흡을 내쉬면서 복부를 수축시킨다. 이렇게 상체와 하체 두 가지를 동시에 사용함으로써 틈새 운동을 노릴 수 있다.

계단 vs
에스컬레이터

건강을 위해서는 에스컬레이터 혹은 엘리베이터보다 무조건 계단을 이용하는 것이 좋다. 계단을 올라갈 때는 터벅터벅 올라가지 말고, 허벅지를 끌어올린다는 느낌으로 올라간다. 걸어 올라가면서 런지 동작을 한다고 생각하면 된다.
한 발씩 무게중심이 이동할 때마다, 발바닥 전체에 힘을 주면서

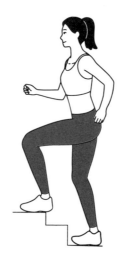

올라간다. 이렇게 하면 잘 안 쓰는 발가락 근육이 활성화되면서, 힙업 효과도 얻을 수 있다.

점심을 먹었다면,
바로 앉지 마라!

점심 식사를 했다면, 회사에 바로 들어가지 말고 회사 주변을 산책하자. 내 건강을 위해서라면 서 있는 상태에서 몸을 조금 움직여 주는 것이 좋다.

이외에도 사무실에서 옆 사람 눈치 보지 않고 은밀히 운동하는 팁을 소개하겠다.

1. 물건을 줍는 척 좌우 번갈아 가며 스트레칭한다.
2. 책상 아래로 발을 숨겨 무릎을 펴주고 발목을 돌려준다.
3. 복사기 앞에서 기다릴 때 까치발을 들거나 무릎을 앞으로 구부리며 발목을 풀어준다.
4. 눈앞에 보이는 책상 위에 양손을 어깨 너비 간격만큼 올려두고 엉덩이를 뒤로 쭉 빼며 가슴 앞쪽을 스트레칭해 준다.
5. 의자에 바르게 자세를 갖추고 앉아 양 무릎 사이가 주먹이 들어갈 정도의 너비를 만들어준다. 그리고 한 무릎씩 배꼽 위치까지 들어 올려 고관절을 씀으로써 골반 안정화 운동을 해

준다.

6. 한쪽 팔만 앞으로 쭉 뻗어 주먹을 쥔다. 손을 좌우로 돌리며 풀어주고, 손바닥을 펴서 손등이 몸쪽을 향하도록 접어주고 다시 손끝을 쭉 펴주고를 반복한다.

한 달에 체중 1kg 감량, 7500kcal 태우기!

제일 간단한 운동, 걷기

특별한 장비나 경제적인 투자 없이 할 수 있는 아주 간단한 운동이 '걷기'다. 어떤 사람들은 걷기가 운동이라는 이야기에 크게 와닿지 않아 할 수도 있다. 사람은 늘 걸어 다니기 때문이다. 그러나 요즘 사람들의 걷는 시간은 과거에 비해서 비교할 수 없을 정도로 줄어들었다.

그러나 걷기는 간단한 운동이므로 올바르게 걷는 방법만 익힌다면, 남녀노소 불문하고 걸으면서 평생 운동할 수 있다. 또한 걷기는 다른 운동보다는 움직임이 다소 적고 칼로리 소비도 적은 편에 속한다.

이처럼 걷기는 누구나 쉽게 할 수 있는 운동이지만 오히려 잘하지 못하는 운동이기도 하다. 여기서 알고 넘어가야 하는 것이 있다. 건강에 도움이 되고, 운동 효과를 주는 걷기는 그냥 평범한 걷기가 아니다. 올바르게 걷는 법을 우선 배워야 한다.

올바르게
걷기 자세

올바르게 걷기 운동의 효과는 따져보면 놀랍다. 약 50kg의 사람이 1시간 동안 빠르게 걷기를 약 1개월(31일) 지속한다면 총 6998.25kcal가 소모된다. 체지방 1kg은 7,500kcal 포함하고 있으니, 걷기 운동만으로도 하루 1시간 걷기를 30일 동안 반복한다면, 이론적으로 약 1kg를 감량할 수 있다.

대신 오랫동안 규칙적으로 꾸준히 해야 한다. 이렇게 점차 체력이 회복이 되고, 어느정도 시간과 체력이 여유가 된다면, 빈도와 강도를 나눠 7일 중 3일은 뛰고 4일은 걷는 것을 반복해 보자. 건강에도 아름다운 몸매를 갖는 데도 효과적일 것이다.

올바르게 걷기 위해서는 먼저 두 다리 골반 너비로 벌리고 선다. 등이 굽어지지 않도록 어깨와 가슴 상체를 똑바로 편다. 그다음 호흡을 들이마시고 편안하게 내쉬며 한 다리씩 걷는다. 이때 발바닥 중앙이 바닥에 먼저 닿는다는 느낌으로 걷는 것이 가장 좋다.

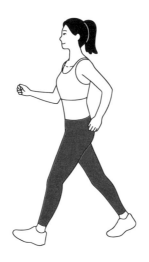

걸을 때 상체가 앞으로 쏠리거나 행진하듯이 무릎을 쭉쭉 펴서 걸으면 체중이 무릎에 실려 부담이 되므로 자연스럽게 걷는다.

올바르게 걷기 자세가 몸에 습관이 되면 이제 속도를 높여 약간 숨이 찰 정도로 걷는다. 이렇게 하면 칼로리 소모도 훨씬 많이 되고, 운동 효과도 좋아진다.

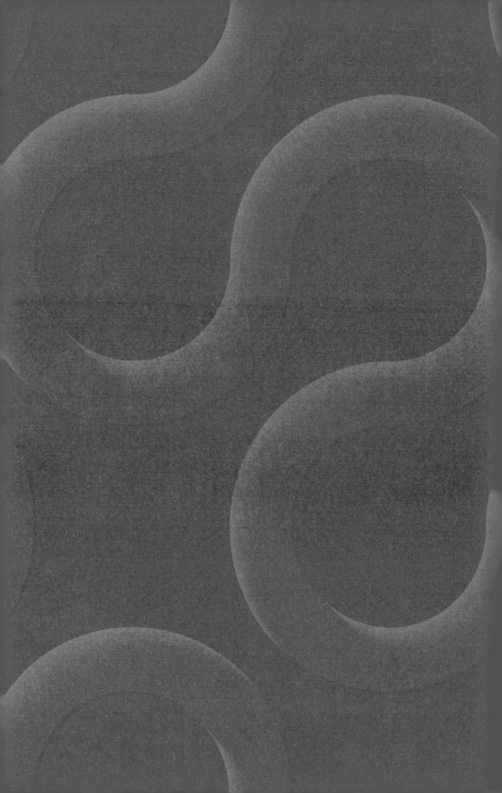

4장

내가 먹는 것이 곧 나다:

건강하게
먹고 날씬해지는 법

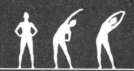

나는 소비 습관인가,
흡수 습관인가

내 몸이 가지고 있는
에너지 습관을 알아야 한다

사람은 몸에 알맞은 영양을 균형적으로 섭취함으로 에너지를 흡수한다. 그리고 휴식, 수면, 추가적인 활동을 통해 흡수한 에너지를 소비한다.

사람이라면 누구나 에너지를 흡수하고 소비하지만, 여기서 우리가 초점을 맞춰야 할 것은 바로 비율이다. 나의 에너지가 소비 습관과 흡수 습관 중에 어떤 것에 맞춰져 있는지 알아야 한다.

소비와 흡수,
에너지 비율 차이

흡수 습관형은 에너지 소비 비율보다 흡수 비율이 높다. 이런 사람들은 먹는 양의 비율이 높고, 활동이 다소 적진 않는지 확인하는 것이 좋다. 몸의 균형에 맞게 영양을 섭취하고, 먹은 만큼 움직여 소비해 줘야 한다.

소비 습관형은 그 반대로 에너지 흡수 비율보다 소비 비율이 높다. 잘 먹는 것에 비해 살이 잘 찌지 않는다면 움직임이 먹는 양보다 다소 많아서일 수도 있고, 대사량이 높아서일 수도 있다. 조금 더 움직이는 습관을 체크하고, 소화가 느린 탄수화물이나 충분한 고단백질을 섭취해 주는 것이 도움이 된다. 단 탄수화물 섭취 시 고열량의 인스턴트 음식을 과다 섭취해야 몸이 건강해 진다는 것은 아니니 주의해야 한다.

이렇게 내가 어떤 습관형에 속하는지 알고 일상생활을 개선한다면, 보이는 체형도 더 건강하고 아름답게 달라질 것이다.

"식욕,
어떻게 참아요?"

지금 나는 진짜로
배고픈 걸까

사람이 살아가는 데 있어 필요한 영양분을 보충하기 위해 음식을 섭취하는 것은 중요하다. 하지만 다이어트를 하고 있다면 가짜 식욕과 진짜 배고픔, 허기짐을 구분할 수 있어야 한다.

가짜 식욕은 공복이 아님에도 불구하고 계속 배고픔을 느끼는 것을 말한다. 스트레스를 받았을 때, 호르몬으로 인해 당 부족, 생리 전 식욕 등 다양한 원인으로 초콜릿이나 떡볶이와 같은 고칼로리 음식이 떠오르는 것이 흔하다. 또한 보통 다이어트 약에 의존하기도 한다.

무엇보다 가짜 식욕을 잘 다스리는 것이 건강한 식욕 억제 방법이다. 살은 빼고 싶은데 넘치는 식욕과 디저트에 대한 욕구로 식단을 조절할 자신이 없다면, 잠시의 가짜 배고픔이 폭식증으로 이어지지 않게 칼로리가 낮은 대체식품을 먹으면서 허기를 참는 것이 좋다.

다이어트나 근육 증가를 목표로 할 때, 가장 효율적인 식사 패턴은 4~5시간 간격으로 틈틈히 챙겨 먹는 것이다. 이 방법을 반복해 뇌에서 적응하도록 습관화시켜야 한다.

식단을 보다 맛있게 먹는 방법

나는 대회를 준비하거나 극단의 다이어트로 몸을 만들 때, 몇 가지 대체 식품을 활용해 즐겁게 허기를 참았다.

달달한 게 당길 때는 '사과'

사과는 달콤하고 아삭한 맛이 특징이다. 사과에 들어있는 식이섬유와 펙틴 성분이 변비를 예방하고 포만감을 주는 것으로 알려졌다. 만약 달달한 간식이 자꾸 생각난다면 사과로 식욕을 억제시키면 도움이 된다.

매운 게 끌릴 때는 '고추'

고추는 스트레스를 풀어줄 뿐만 아니라 알싸한 맛이 식욕을 잠재워주고 에너지 소모를 촉진시켜 살을 빼는 데 도움을 준다.

탄단지 한 번에 갖추기, 단백질 연꽃

탄수화물, 단백질, 지방을 고루 갖추며 비주얼도 먹기 좋게 만드는 연꽃 모양과 얼추 비슷한 비주얼이다. 이 외에도 두부계란전도 해먹을 수 있다. 이 레시피는 '솔코치' 블로그를 통해 확인해 볼 수 있다.

따뜻한 차

식욕 압박과 스트레스에 시달릴 때는 불안한 마음을 억제해 편안하게 해주는 것이 좋다. 잠시 모든 생각을 내려놓고 히비스커스, 캐모마일 등 따뜻한 차 한잔을 마시며 심리적 안정을 취하는 것을 추천한다.

하루 종일 단백질 섭취는 얼마가 좋은가

내 몸에 필요한
단백질 흡수하기

사람마다 필요한 총 칼로리는 다르다. 그래서 칼로리를 계산해서 식단을 짤 때는 개개인의 신진대사에 따라 계산한 다음, 그에 맞게 섭취를 해주어야 한다.

알맞게 섭취하기 위해서는 신진대사를 먼저 알고 그것에 맞게 음식 섭취를 해주어야 한다. 신진대사를 알기 위해서는 기초대사량, 활동대사량, 소화대사량에 대해 알아야 한다.

기초대사량은 보통 병원이나 피트니스센터, 재활센터 등에서 흔히 측정할 수 있다. 또는 간단하게 계산할 수 있는 공식도 있다. 물론 더 정확하게 측정하려면 신체 외부가 아닌 피부 내부에 전극과 센서를 삽입해 측정해야 한다.

활동대사량을 알기 위해서는 하루 그리고 일주일 동안 내 움직이는 활동량이 얼마인지 계산해 봐야 한다. 그에 따른 단백질 섭취 필요량은 보통 좌식 생활을 주로 하고 활동적이지 않은 일반인은 하루에 체중 1kg당 0.8g, 활동량이 많거나 운동하는 사람에게는 1.2~2.0g, 운동선수처럼 잘 훈련된 개인은 하루에 3.0g까지 섭취해도 무방하다.

소화대사량은 필요한 에너지를 얻기 위해 음식을 섭취하고, 이 것을 소화할 때 소모하는 에너지를 말한다. 소화대사량은 약 10% 내외를 차지하기 때문에, 여유롭게 식사 칼로리를 목표로 잡는 것이 체력 향상, 즉 건강을 위해서 도움이 된다.

탄수화물과 지방도 중요하다

총 칼로리를 목표하고 단백질의 비율을 알았다면, 다음은 탄수화물 섭취량을 알아야 한다. 탄수화물은 살아가는 데 있어 꼭 필요한 에너지 공급원이다. 그리고 살아가는 데 가장 많이 사용하기 때문에 중요하다. 최소한 '체중 × 2~2.5g' 정도는 섭취를 해주어야 한다. 다이어트를 하고 있다면 적어도 50~100g 사이는 유지해야 한다.

마지막으로 지방 섭취는 체중 당 0.5~1g을 섭취해야 한다. 총 이상적인 칼로리 비율은 탄수화물 : 단백질 : 지방로 보았을 때, 5 : 3 : 2가 가장 적절하다.

기초대사량이 아닌
활동대사량을 늘려야 한다

살아갈 때 필요한
활동대사량

운동을 처음 하게 되거나, 살이 찌지 않기를 원하는 많은 사람들이 기초대사량을 늘리고 싶어한다. 어떻게 하면 기초대사량을 늘릴 수 있을까 하고 전문가에게 많은 도움을 얻는다. 그러나 전문가에게 돌아오는 말은 '근육량이 증가되어야 기초대사량이 올라가서 살 안 찌는 체질이 되니 지금 당장 근육운동부터 해야 한다'라고 말한다.

물론 이 말이 틀린 말은 아니다. 하지만 근육량의 증가한다고 해서 기초대사량이 내가 기대한 만큼 올라가지는 않는다. 그 이유는 전체 기초대사량 대비 근육이 소모하는 에너지 비율은 생각보다 적기 때문이다. 실제 1981년 WHO 보고서에 기초대사량 비율 연구에 대한 발표 결과로, 간 27%, 뇌 19%, 근골격 18%, 신장 10%, 심장 7%, 그 외의 장기 19%가 나왔다.

기초대사량과
활동대사량의 차이를 알자

기초대사량를 늘리기 전에 먼저 기초대사량의 정의부터 알 필요가 있다. 기초대사량은 쉽게 정의해서 숨만 쉬어도 소모되는 열량이다. 즉 생명 과정에 필요한 최소한의 에너지량으로, 실제 기초대사량을 잴 때 조건을 살펴보면, 최소 운동한지 한 시간 반 이상이 지난 후, 식후 10시간 이상 지난 다음 정신적으로 안정된 상태에서 재야 한다.

근육운동과 기초대사량은 아예 연관이 없지는 않다. 하지만 다이어트 목표를 위해서 실제로 의미가 있는 것은 기초대사량이 아닌 활동대사량을 늘려야 한다.

활동대사량은 걷고, 달리고, 운동하는 등 일상에서 움직이며 살아가는 활동에 소모되는 에너지양을 말한다. 평상시에 활동을 규칙적이고 꾸준히 할 수 있는 신체를 만들어야 하고, 활동량을 포함한 식단을 짜야 한다. 대부분 알다시피 인바디 검사를 통한 기초대사량을 가지고 식단을 조율한다. 조금 더 정확히 효율적으로 하고

자 한다면, 하루의 활동량, 한 주의 활동량을 기록하고 그에 맞는 식단을 짜는 것이 도움이 된다.

그렇게 평상시의 활동량을 좀 더 늘리며, 활동량이 포함된 식단 섭취를 알맞게 했을 때, 비로소 전체 사용할 수 있는 에너지 열량이 올라갈 수 있다.

북큐레이션 • 당신을 먹어도 먹어도 안 먹은 것 같은 날씬한 몸, 건강한 몸으로 만들어 줄 책. 《솔코치의 틈새 트레이닝 21》과 읽으면 좋은 책. 어제의 다이어트로 슬림해진 내 몸이 내일의 요요로 힘들어지지 않도록 당신의 체질을 근본적으로 바꿔줍니다.

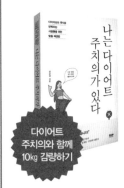

다이어트 주치의와 함께 10kg 감량하기

나는 다이어트 주치의가 있다

전승엽 지음 | 14,500원

**덜 먹고 운동해도 살이 안 빠진다면
다이어트 주치의가 필요합니다!**

'다이어트 주치의'인 저자는 이 책을 통해 사람들이 살찌는 각각의 원인을 과학적으로 설명한다. 시중에 유행하는 다이어트에 흔들리지 않도록 잘못된 다이어트 상식을 짚어주고 개인의 습관과 체질을 개선해 더 이상 요요 현상 없이 살을 빼주고 건강하게 살도록 안내한다. 부록에는 비만 원인 진단표와 인바디 결과지 해석법을 담아 내가 살찌는 원인을 스스로 찾고, 체질 검사 후 어떤 부분을 주의 깊게 살펴야 하는지에 알려준다. 이 책을 통해 내 몸에 맞는 다이어트 방법을 처방받는다면, 몸도 챙기고 마음도 챙기는 건강한 삶을 살 수 있을 것이다.

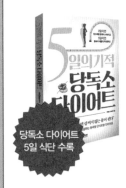

당독소 다이어트 5일 식단 수록

5일의 기적 당독소 다이어트

박명규, 김혜연 지음 | 14,500원

**비만과 대사질환을 한 번에 해결하는
'한국형 단식모방 다이어트'**

이 책에서는 5일 동안 근육 손실 없이 체지방 감량 효과를 누릴 수 있는 '당독소 해독 다이어트'를 소개하고 있다. 하루에 800㎉로 제한해서 먹는 것을 기본으로 하는데, 이로써 우리 몸은 굶지 않고 있는데도 마치 단식하고 있는 것과 똑같은 효과를 누릴 수 있다. 5일이 지나면 평균 2~2.5kg가 기본적으로 빠지고 최대 8kg까지도 체중 감량 효과를 볼 수 있다. 게다가 주변 사람들로부터 "요새 좋은 일 있어? 얼굴 좋아졌네. 피부가 맑고 투명해진 것 같아"라는 피드백까지 들을 수 있다. 5일의 기적을 경험하고 싶다면 이 책을 펼쳐보길 바란다.

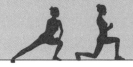

마음껏 먹어도
날씬한 사람들의 비밀

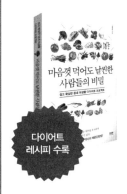

김정현 지음 | 15,000원

요요 없이 누구나 쉽게 살 뺄 수 있다!
압구정 뷰티 전문 약사의 체중 감량법

압구정에서 10년 넘게 뷰티 전문 약국을 운영해온 김정현 저자는 식사를 제한하지 않고도 살을 뺄 수 있는 획기적인 다이어트 방법, '3PB 날씬균 다이어트'를 고안해냈다. 우리 몸속 장내 미생물에는 크게 '뚱뚱균'과 '날씬균'이 있는데, 이 책의 저자는 뚱뚱균을 줄이고 날씬균을 늘리면 마음껏 먹어도 살이 찌지 않는 체질이 될 수 있다고 주장한다. 뚱뚱균이 좋아하는 음식을 끊고 날씬균이 좋아하는 음식을 먹으면 아무리 먹어도 살이 찌지 않는다는 것이다. 요요 현상이 없는 획기적인 다이어트 방법을 찾고 있다면 '3PB 날씬균 다이어트'를 시작해보자.

다이어트 절대법칙

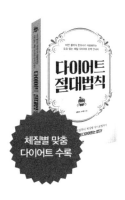

김동희, 조아름 지음 | 14,300원

운동에 대한 오해와 진실부터 체질별 식이요법까지
내 인생, 더 이상의 다이어트는 없다!

시중에 난무하는 잘못된 다이어트 방법으로 살이 빠지기는커녕 오히려 살이 잘 찌는 체질로 변하는 경우가 허다하다. 이 책에는 살을 빼기 위한, 특히 '체지방'을 감량하기 위한 저자의 노하우가 담겨 있다. 실제로 많은 환자를 성공적인 다이어트로 이끈 한의사 원장의 실전 다이어트 비법만 담았다. 자신의 체질에 맞는 올바른 식습관을 찾고 꾸준히 유지한다면 누구나 살이 잘 찌지 않는 체질이 될 수 있다. 이 책에서 당신이 살찔 수밖에 없었던 이유와 살찌지 않는 체질이 될 수 있는 해답을 찾을 수 있다.